Reglin
Was Sie schon immer über
Vitalstoffe wissen wollten ...

Die Autorin:

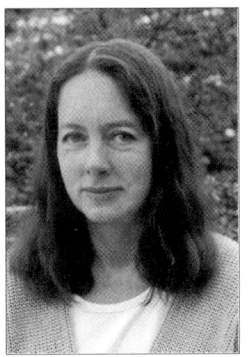

Felicitas Reglin (* 1953) befasst sich seit vielen Jahren mit den Wirkungen und der Anwendung von Vitalstoffen. Von 1985 - 1995 eigene Praxis mit Schwerpunkt Ernährungsberatung/Orthomolekulare Medizin. Seit 1986 als freie Medizinjournalistin tätig. Zahlreiche Veröffentlichungen zum Thema Vitalstoffe und Orthomolekulare Medizin. Seit 1993 Chefredakteurin des Journals für Orthomolekulare Medizin. 1999 erschien ihr Buch „Bausteine des Lebens - Aminosäuren als Nährstoffe und Heilmittel".

Felicitas Reglin

Was Sie schon immer über Vitalstoffe wissen wollten ...

Fakten - Fiktionen - Empfehlungen

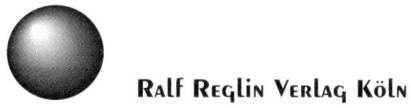

Die Deutsche Bibliothek - CIP-Einheitsaufnahme

Reglin, Felicitas:
Was Sie schon immer über Vitalstoffe wissen wollten ... : Fakten - Fiktionen - Empfehlungen / Felicitas Reglin. - Köln : Reglin, 2000
ISBN 3-930620-29-4

Anschrift der Verfasserin:
Felicitas Reglin
Gustav-Radbruch-Str. 13
50996 Köln - Rodenkirchen

Alle Rechte, insbesondere das der Übersetzung in fremde Sprachen, vorbehalten. Kein Teil dieses Buches darf ohne schriftliche Genehmigung des Verlages in irgendeiner Form - durch Fotokopie, Mikrofilm oder irgendein anderes Verfahren - reproduziert oder in eine von Maschinen, insbesondere von Datenverarbeitungsmaschinen, verwendbare Sprache übertragen oder übersetzt werden.

Wichtiger Hinweis: Alle in diesem Buch enthaltenen Angaben, Daten, Ergebnisse usw. wurden von der Autorin nach bestem Wissen erstellt und von ihr und dem Verlag mit größter Sorgfalt überprüft. Gleichwohl sind Fehler nicht vollständig auszuschließen. Daher erfolgen die Angaben usw. ohne jegliche Verpflichtung oder Garantie des Verlages oder der Autorin. Beide üben deshalb keinerlei Verantwortung oder Haftung für etwaige inhaltliche Unrichtigkeiten aus.

© 2000 Ralf Reglin Verlag Köln

Grafik, Satz und Layout: R. Reglin
Druck: Druckerei Krieser & Reglin, Köln
Printed in Germany

> Nicht Rezepte für die Gesundheit
> braucht der moderne Mensch,
> sondern Konzepte zur Gesunderhaltung.
>
> *Gerhard Uhlenbruck, 1999*

Vorwort

Das Wort ‚vital' stammt aus dem Lateinischen und bedeutet „das Leben betreffend". Vitalstoffe wie Vitamine, Mineralstoffe und Spurenelemente sind unentbehrliche Bestandteile der Nahrung, die der Mensch regelmäßig zu sich nehmen muss, um gesund zu bleiben. Fehlt nur eine dieser ca. 45 lebenswichtigen Substanzen, so kommt es früher oder später zu schwerwiegenden Mangelerscheinungen. Die wohl bekannteste Vitalstoff-Mangelerkrankung ist der Skorbut, der in früheren Jahrhunderten Zehntausende von Seeleuten, die auf ihren langen Schiffsreisen keine Vitamin C-haltige Frischkost zur Verfügung hatten, das Leben gekostet hat. Ein Beispiel aus der heutigen Zeit ist der Vitamin A-Mangel, die Xerophthalmie, ein schweres, häufig zur Erblindung führendes Augenleiden, an dem derzeit immer noch jährlich 1 Million Menschen - v.a. Kinder - in den Entwicklungsländern erkranken.

In den westlichen Industrienationen sind solche typischen Mangelerscheinungen eine Seltenheit geworden. Dies ist vermutlich auch einer der Gründe dafür, warum man Vitalstoffen im medizinischen Alltag lange Zeit kaum Beachtung geschenkt hat. Weltweite Forschungen der letzten Jahrzehnte haben das Wissen über Vitalstoffe jedoch immens erweitert und gezeigt, dass diese Substanzen an unermesslich vielen Stellen im Stoffwechsel ihre Wirkungen entfalten und nicht nur ein ausgeprägter Mangel, sondern bereits eine leichte Unterversorgung die

Leistungsfähigkeit einschränken, Alterungsprozesse fördern und einen Risikofaktor für die Entstehung chronischer Erkrankungen darstellen kann. Eine ausreichende Vitalstoff-Aufnahme ist daher eine der bedeutendsten krankheitsvorbeugenden Maßnahmen überhaupt.

Ein Medizinzweig, der sich besonders intensiv mit diesen Zusammenhängen befasst, ist die Orthomolekulare Medizin. Linus Pauling, zweifacher Nobelpreisträger und Begründer der Orthomolekularen Medizin, erkannte bereits in den 60er Jahren, dass zur Erhaltung einer guten Gesundheit optimale Konzentrationen an Vitalstoffen im Körper vorhanden sein müssen. Das Interesse an Vitalstoffen und der Möglichkeit, ihre gesundheitsfördernden Eigenschaften zu nutzen, ist seitdem in der Bevölkerung ständig gestiegen. Doch wie schafft man es, den Organismus optimal mit Vitalstoffen zu versorgen? Reicht hierzu eine gesunde Ernährung aus oder ist es notwendig, die tägliche Nahrung mit einem Vitalstoff-Produkt zu ergänzen? Und wenn ja, welche Vitalstoffe sollte ein solches Produkt in welcher Dosierung enthalten? Das vorliegende Buch beantwortet diese und viele andere häufig gestellte Fragen zu diesem Thema auf der Grundlage aktueller Erkenntnisse der internationalen Nährstoff-Forschung und liefert grundlegende Informationen darüber, wie es gelingt, seinen täglichen Bedarf an Vitalstoffen bestmöglich zu decken.

Köln, im März 2000

Felicitas Reglin

Inhaltsverzeichnis

Vorwort 5

1. **Was sind Vitalstoffe und welche Funktionen besitzen sie ?** **11**
1.1. Vitalstoffe - ein kurzer Überblick 11
1.2. Funktionen von Vitalstoffen im menschlichen Körper 14
1.2.1. Vitalstoffe als Coenzyme und Cofaktoren 14
1.2.2. Vitalstoffe als Radikalfänger (Antioxidantien) 18
1.2.3. Weitere Funktionen 20

2. **Wie hoch ist der tägliche Vitalstoff-Bedarf ?** **23**
2.1. Die schleichende Unterversorgung oder was passiert, wenn dem Körper Vitalstoffe fehlen 23
2.2 Reichen die offiziellen Empfehlungen für die Nährstoffzufuhr ? 24
2.3. Die optimale Vitalstoff-Aufnahme 26
2.4. Faktoren, die den Vitalstoff-Bedarf erhöhen 28
2.4.1. Wenn die Gene nicht mitspielen 29
2.4.2. Genussmittel und Umwelteinflüsse als Vitalstoff-Räuber 30
2.4.3. Besondere Lebensphasen 33
2.4.4 Chronische Erkrankungen 34

3. **Reicht eine gesunde Ernährung aus oder brauche ich zusätzlich ein Vitalstoff-Produkt ?** **37**
3.1. Was bedeutet gesunde Ernährung ? 37
3.2. Warum unser Essen oft so wenig Vitalstoffe enthält 39
3.3. Gesunde Lebensmittel, die ungenießbar sind 44
3.4. Mangel im Überfluss oder ist eine Ergänzung der Nahrung mit Vitalstoffen notwendig ? 45

4.	Vitalstoffe - einzeln oder in Kombination ?	51
4.1.	Über die Ergänzungswirkung von Vitalstoffen	51
4.2.	Situationen, in denen die Gabe einzelner Vitalstoffe sinnvoll oder notwendig ist	53
4.2.1.	Wenn einzelne Vitalstoffe fehlen	53
4.2.2.	Vitalstoffe als Arzneimittel	54

5.	Wie macht sich die Wirkung von Vitalstoffen bemerkbar ?	57
5.1.	Vitamintabletten - nichts als teurer Urin ?	57
5.2.	Vitalstoffe und Vitalität	58
5.2.1.	Befindensstörungen	58
5.2.2.	Infekte	59
5.2.3.	Prämenstruelles Syndrom (PMS)	61
5.3.	Mit Vitalstoffen chronischen Erkrankungen vorbeugen	62

6.	Kann es bei der Einnahme von Vitalstoffen zu Nebenwirkungen kommen ?	67
6.1.	Vitalstoffe - der sichere Weg zur Gesundheit	67
6.2.	Sieben Irrtümer über Vitamin C	69
6.3.	β-Carotin - erhöhtes Lungenkrebsrisiko für Raucher ?	72
6.4.	Kann Calcium zu Nierensteinen führen ?	74
6.5.	Fördert Eisen das Krebs- und Infarktrisiko ?	74
6.6.	Kann Vitamin A zu angeborenen kindlichen Missbildungen führen ?	78

7.	Muss man bei bestimmten Erkrankungen mit der Einnahme von Vitalstoffen vorsichtig sein ?	81
7.1.	Vitamin C bei Magengeschwür - unbedingt empfehlenswert	81
7.2.	Vitamin C bei Autoimmunerkrankungen und Allergien - vieles spricht dafür	82

7.3.	Mineralstoffe bei Niereninsuffizienz - es kommt auf den Einzelfall an	83
7.4.	Magnesium bei Herzinfarkt - der größte Teil der Patienten profitiert davon	84
7.5.	Jod bei Schilddrüsenüberfunktion - hier ist Zurückhaltung angesagt	85
7.6.	Vitamin B_{12} bei Krebs - Dosierung und Zeitpunkt sind ausschlaggebend	86
7.7.	Eisen bei Infekten - viel hilft nicht viel	86

8. Kann man Vitalstoff-Produkte einnehmen, wenn man gleichzeitig Medikamente schlucken muss ? ... **89**

8.1.	Medikamente und Vitalstoffe - zusammen oft ein starkes Paar	89
8.2.	Medikamente als Vitalstoff-Räuber	91
8.3.	Ein seltener Fall - Vitalstoffe stören die Medikamentenwirkung	93

9. Für welches Vitalstoff-Produkt entscheide ich mich ? ... **97**

9.1.	Zusammensetzung, Dosierung, Preis - ein Vergleich lohnt sich	97
9.2.	Künstliche und natürliche Vitamine	101
9.3.	Wie sind die Zusatzstoffe zu beurteilen ?	103
9.4.	Was ist bei der Einnahme zu beachten ?	107

10. Weiterführende Literatur (Auswahl) ... 110

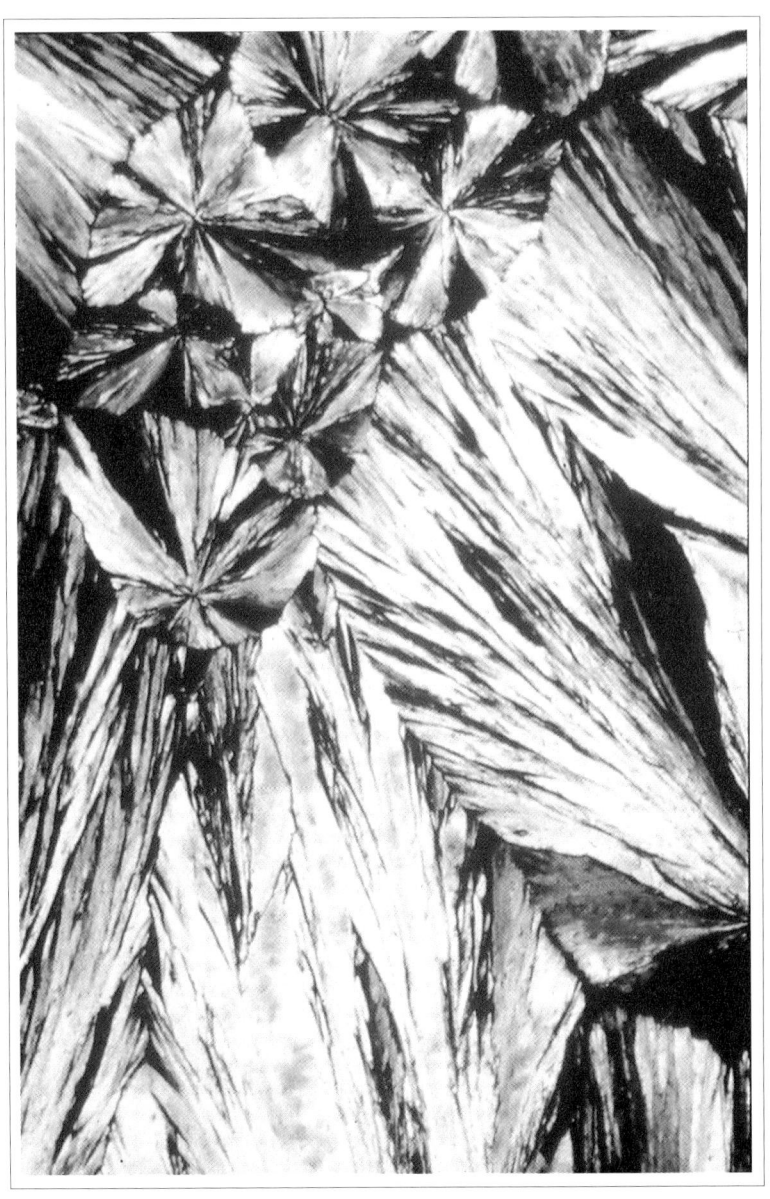

Vitamin B$_6$ - Mikroskopische Aufnahme; Foto: evi

1. Was sind Vitalstoffe und welche Funktionen besitzen sie ?

1.1. Vitalstoffe - ein kurzer Überblick

Unsere tägliche Nahrung liefert die Grundlage für alle im Körper stattfindenden Stoffwechselprozesse. Sie dient zum einen dem Aufbau und der Erneuerung von Körpersubstanz (Organe, Gewebe, Zellen) und der Produktion von Wirkstoffen (Hormone, Enzyme, Botenstoffe). Diese Vorgänge werden als Baustoffwechsel bezeichnet. Zum anderen stellt sie die Energie bzw. Kalorien bereit, die erforderlich sind, um diese Syntheseprozesse durchzuführen und die Funktionsfähigkeit aller Organsysteme vom Herzschlag bis zur Hirntätigkeit aufrechtzuerhalten. Hierbei spricht man vom Energiestoffwechsel.

Den mengenmäßig größten Anteil der Nahrung machen die Hauptnährstoffe Kohlenhydrate, Eiweiße und Fette aus, die nach ihrer Verdauung und Resorption im Darmtrakt diesem Bau- und Energiestoffwechsel zur Verfügung stehen. Doch Kohlenhydrate, Eiweiße und Fette können allein nur wenig ausrichten, wenn die Nahrung nicht zusätzlich weitere Nährstoffe, sog. Vitalstoffe, enthält. Vitalstoffe unterscheiden sich von den Hauptnährstoffen dadurch, dass sie in geringeren Mengen benötigt werden, keinen kalorischen Wert besitzen und überwiegend regulatorische Aufgaben übernehmen. Ihre Aufnahme mit der Nahrung ist notwendig, da sie nicht oder manche von ihnen nicht immer in ausreichender Menge selbst hergestellt werden können.

Die wichtigsten Vitalstoff-Gruppen sind:

1. Vitamine

Vitamine sind organische Verbindungen, die der Mensch als solche oder in Form von Vorstufen (Provitamine) zuführen muss, da sie im Stoffwechsel benötigt, aber nicht selbst gebildet werden können. Man unterscheidet wasserlösliche und fettlösliche Vitamine. Zu den wasserlöslichen Vitaminen zählen die Vitamine der B-Gruppe und Vitamin C. Fettlöslich sind die Vitamine A, D, E und K.

Bei den fettlöslichen Vitaminen gibt es zwei Besonderheiten, und zwar bei Vitamin A und Vitamin D. Vitamin A kann nicht nur als Vitamin selbst, sondern auch in Form seiner Vorstufe, dem β-Carotin, aufgenommen werden, da dieses im Körper zu einem gewissen Teil in Vitamin A umgewandelt wird. Vitamin D wird neben seiner Aufnahme über die Nahrung in der Haut unter dem Einfluss von UV-Strahlen selbst synthetisiert.

2. Vitaminähnliche Substanzen (Vitaminoide)

Vitaminoide sind lebenswichtige, in der Nahrung enthaltene Substanzen, die eine vitaminartige oder vitaminähnliche Wirkung entfalten. Im Unterschied zu den Vitaminen können sie vom menschlichen Organismus selbst gebildet werden, doch reicht die körpereigene Synthese nicht immer aus, um den Bedarf zu decken. Dies kann z.B. im Alter oder bei bestimmten Krankheitszuständen der Fall sein. Wichtige Vitaminoide sind Carnitin und Coenzym Q10. Beide sind an Prozessen der Energiefreisetzung beteiligt.

3. Sekundäre Pflanzenstoffe

◆ Carotinoide

Als Carotinoide bezeichnet man eine große Gruppe biologisch aktiver Pflanzenfarbstoffe, die in Obst und Gemüse vorkommen und diesem ihre charakteristische Farbe verleihen. Carotinoide können vom menschlichen Organismus nicht selbst hergestellt werden. Ihre Zufuhr ist für die Erhaltung der Gesundheit von großer Bedeutung, da sie eine

Reihe von unspezifischen und spezifischen Schutzwirkungen vor Organ- und Zellschädigungen, insbesondere in Bezug auf die Krebsentstehung, besitzen. Das bekannteste Carotinoid ist das β-Carotin. Damit besitzt β-Carotin zwei grundlegende Funktionen für den Menschen, zum einen als Provitamin A und zum anderen als Zell- und Gewebeschutzfaktor. Weitere wichtige Carotinoide sind Lycopin, Lutein und Zeaxanthin.

◆ **Flavonoide**

Auch Flavonoide sind Farbstoffe, die im Pflanzenreich weit verbreitet sind und wertvolle Nahrungsbestandteile darstellen. Zur Zeit sind ca. 4.000-5.000 verschiedene Flavonoide bekannt. Flavonoide weisen neben Zell- und Gewebeschutzfunktionen v.a. einen gefäßabdichtenden Effekt auf.

4. Essentielle Fettsäuren

Fettsäuren sind wesentliche Bestandteile der Nahrungsfette. Die Zahl der unterschiedlichen, in Fetten vorkommenden Fettsäuren ist außerordentlich groß. Einige dieser Fettsäuren können vom menschlichen Organismus nicht selbst hergestellt werden. Sie müssen, da sie lebenswichtige Aufgaben im Stoffwechsel übernehmen (z.B. beim Aufbau der Zellmembran und bestimmter hormonähnlicher Stoffe), regelmäßig von außen zugeführt werden. Sie werden als essentielle Fettsäuren bezeichnet.

Bei den essentiellen Fettsäuren unterscheidet man Omega-6-Fettsäuren, zu denen die Linolsäure (v.a. in pflanzlichen Ölen) zählt und Omega-3-Fettsäuren, wie z.B. die Docosahexaensäure (DHEA) und Eicosapentaensäure (EPA), die v.a. im Fischöl enthalten sind. Die ernährungsphysiologisch besonders wertvollen Omega-3- und Omega-6-Fettsäuren nennt man aufgrund ihrer chemischen Struktur hochungesättigt, im Vergleich zu den gesättigten Fettsäuren, die z.B. im Kokosfett oder Schmalz überwiegen. Von den essentiellen hochungesättigten Fettsäuren werden bei der in den westlichen Industrieländern heute üblichen Ernährung v.a. die Omega-3-Fettsäuren, also die Fischöle, im Verhältnis zu den Omega-6-Fettsäuren in zu geringer Menge aufgenommen.

5. Mineralstoffe

Mineralstoffe sind anorganische Bestandteile der Nahrung, die ähnlich wie die Vitamine lebenswichtige Aufgaben im Körper erfüllen und daher regelmäßig mit der Nahrung aufgenommen werden müssen. Mineralstoffe sind Natrium (Na), Kalium (K), Magnesium (Mg), Calcium (Ca), Phosphor (P) und Chlorid (Cl).

6. Spurenelemente

Spurenelemente sind wie die Mineralstoffe lebensnotwendige anorganische Nährstoffe, die aber im Vergleich zu den Mineralstoffen in geringeren Mengen aufgenommen werden müssen. 10 Spurenelemente haben sich bislang für den Menschen als essentiell erwiesen: Eisen (Fe), Zink (Zn), Mangan (Mn), Kupfer (Cu), Chrom (Cr) Molybdän (Mb), Jod (J), Fluor (F), Selen (Se) und Kobalt (Co).

7. Aminosäuren

Aminosäuren sind die Bausteine der Körpereiweiße. Etwa 25 unterschiedliche Aminosäuren sind an der Synthese von Eiweißen beteiligt. Darüber hinaus dienen verschiedene Aminosäuren auch als Vorstufen von Hormonen und Nervenüberträgerstoffen. Es gibt essentielle Aminosäuren, also solche, die der Körper nicht selber bilden kann, und nicht-essentielle Aminosäuren, die im Stoffwechsel produziert werden können.

1.2. Funktionen von Vitalstoffen im menschlichen Körper

1.2.1. Vitalstoffe als Coenzyme und Cofaktoren

Der menschliche Stoffwechsel wird oft mit einer chemischen Fabrik verglichen. In der Tat bestehen alle Stoffwechselvorgänge im Organismus letztlich darin, dass zum einen bestimmte Ausgangssubstanzen über verschiedene Zwischenschritte in ein Endprodukt (z.B. Hormon, Immunglobulin, Zellbestandteil) umgewandelt werden und andererseits

Tab. 1: Überblick über Wirkungen und Dosierungen orthomolekularer Substanzen in der Vorsorge und ergänzenden Behandlung von Erkrankungen (var. nach Dietl / Ohlenschläger, 1994)

	Dosierung	wichtig für	natürliche Quellen
Vitamine			
wasserlöslich			
Vitamin C	300 mg - 2 g	körpereigenes Abwehrsystem, Bindegewebe	frisches Obst u. Gemüse, v.a. Zitrusfrüchte, Kiwi, Schwarze Johannisbeere, Paprika
Vitamin B_1	7,5 - 40 mg	Nerven, Kohlenhydratstoffwechsel	Vollkornbrot, Kartoffeln, Hülsenfrüchte, Schweinefleisch
Vitamin B_2	7,5 - 40 mg	gesunde Haut und Schleimhäute, Fett-, Kohlenhydrat- und Eiweißstoffwechsel	Milch, Käse, Vollkornprodukte, Leber
Vitamin B_3	50 - 300 mg	Kohlenhydrat- und Fettstoffwechsel	Vollkornprodukte, Seefisch, Erbsen, Leber
Vitamin B_6	7,5 - 40 mg	Nervensystem, Eiweißstoffwechsel	Vollkornbrot, Bohnen, Geflügel, Fisch, Nüsse
Vitamin B_{12}	5 - 15 µg	Bildung roter Blutkörperchen	Eier, Milch, Milchprodukte, Fleisch
Folsäure	0,4 - 1 mg	Zellregeneration, Bildung von weißen und roten Blutkörperchen	Vollkornprodukte, grünes Blattgemüse, Tomaten, Sojabohnen
Pantothensäure	10 - 30 mg	Kohlenhydrat-, Fettstoff- und Eiweißstoffwechsel	Brokkoli, Blumenkohl, Fisch, Milch, Kalb-, Rindfleisch, Vollkornprodukte
Biotin	100 - 500 µg	Haut, Haare, Nägel	Milch, Leber, Sojabohnen, Weizenkeime
fettlöslich			
Vitamin A	2000-5000 I.E.	Augen, Haut, Schleimhäute	Spinat, Brokkoli, Grünkohl, Fisch, Milch, Milchprodukte
Vitamin E	100 - 200 mg	Zellschutz	Pflanzenöle, z.B. aus Weizenkeim, Sonnenblumen, Nüsse, Erbsen, Grünkohl
Vitamin D	5 - 10 µg	Knochenbildung, Mineralisierung der Zähne	Hering, Lachs, Aal, Makrele
Vitamin K	80 - 120 µg	Blutgerinnung, Knochenbildung	Blattgemüse, Salat, Tomaten, Blumenkohl, Milch

Fortsetzung Tab. 1

Mineralstoffe			
Natrium	2 - 3 g	Aktivierung von Enzymen, Blutdruck	Kochsalz
Kalium	2 - 4 g	Aktivierung von Enzymen, Reizleitung	Obst, Gemüse, Fleisch, Fisch
Magnesium	0,35 - 0,4 g	Knochenaufbau, Bestandteil vieler Enzyme	Milch, Vollkornprodukte, Hülsenfrüchte
Calcium	0,8 - 1,5 g	Aufbau von Knochen und Zähnen, Reizleitung, Blutgerinnung	Milch, Käse
Chlorid	2 - 3 g	Produktion von Salzsäure im Magen	Kochsalz
Spurenelemente			
Eisen	8 - 15 mg	Bildung von Hämoglobin	Fleisch
Zink	10 - 20 mg	Immunsystem, Zucker- u. Hormonstoffwechsel	Fleisch, Fisch, Milch
Mangan	2 - 5 mg	Knochenbildung	Getreide, grünes Gemüse, Nüsse
Kupfer	1,5 - 4 mg	Blutbildung, Immunsystem, Knochenbildung	Nüsse, Vollkornprodukte, Hülsenfrüchte
Chrom	50 - 200 µg	verstärkt Insulin	Bierhefe, Weizenkeime, Leber
Molybdän	75 - 300 µg	Harnsäurestoffwechsel	Getreide, Gemüse, Innereien
Jod	150 - 300 µg	Baustein des Schilddrüsenhormons	Seefisch, Eier, Milch
Fluor	1 - 4 mg	Zähne und Knochenbildung	Meeresfische, Trinkwasser
Selen	50 - 100 µg	Zellschutz, Immunsystem, Schilddrüse	Seefisch, Fleisch, Eier, Getreide
Weitere Vitalstoffe			
Omega-3-Fettsäuren	0,5 - 3 g	Gewebshormone, Zellmembranen	Meeresfische
β-Carotin	10 - 20 mg	Augen, Zellschutz	Gelb- und orangefarbene Früchte, Karotten, Blattgemüse
Carnitin	0,2 - 0,8 g	Energiestoffwechsel	Lamm- und Rindfleisch
Coenzym Q10	30 - 120 mg	Energiestoffwechsel	Fleisch, Eier, Pflanzenöle

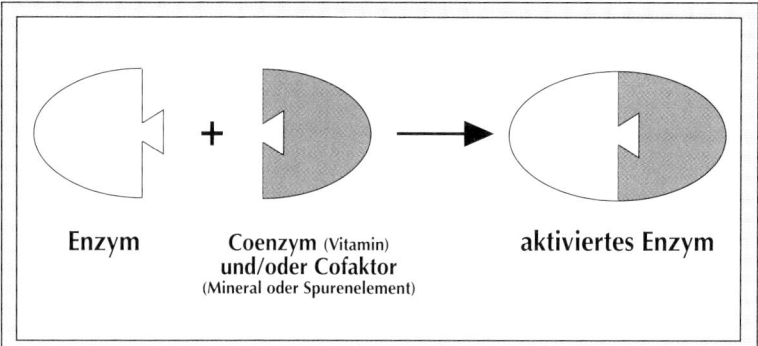

Abb. 1: Vitalstoffe sind als Coenzyme oder Cofaktoren für den Ablauf enzymatischer Vorgänge im Organismus lebensnotwendig.

Stoffwechselendprodukte, die nicht mehr gebraucht werden, sukzessive abgebaut und ausgeschieden werden. Für all diese Prozesse sind Enzyme erforderlich. Enzyme haben die Aufgabe, chemische Umsetzungen im Körper zu beschleunigen, weshalb sie auch als biologische Katalysatoren bezeichnet werden. Allerdings können sie meist nicht alleine arbeiten. Sie benötigen ein Coenzym, um aktiv werden zu können. Erst nach Bindung eines bestimmten Coenzyms an das betreffende Enzym ist dieses in der Lage, eine chemische Reaktion in Gang zu setzen.

Eine wesentliche Funktion zahlreicher Vitamine (Vitamine der B-Gruppe, Vitamin C) liegt darin, dass sie als Bestandteil solcher Coenzyme tätig werden. In ähnlicher Weise gibt es Enzyme, die statt eines Vitamins Spurenelemente, wie v.a. Zink oder Selen, als Cofaktoren enthalten müssen, um aktiv werden zu können (Abb. 1). Damit nehmen Vitalstoffe eine zentrale Stellung im Stoffwechselgeschehen ein, denn nur wenn sie in ausreichender Menge zugeführt werden, ist eine normale Auf- und Abbautätigkeit im Körper gewährleistet. Ein Mangel an nur einem einzigen Vitalstoff dagegen führt durch eine Unterbrechung der chemischen Reaktionskette zu einer Anhäufung bestimmter Stoffwechselzwischenprodukte, die unter Umständen toxisch wirken. Gleichzeitig kommt es zu einem Defizit an dem erwünschten Endprodukt. Aus beidem können mit der Zeit Krankheitssymptome resultieren (Abb. 2).

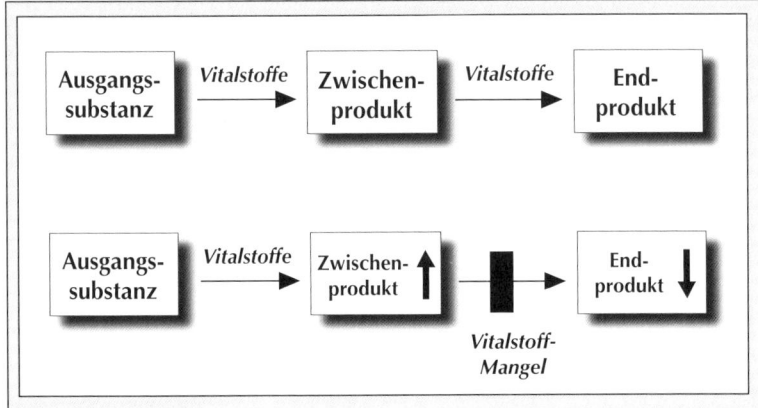

Abb. 2: Vitalstoffe als Cofaktoren
Nur wenn alle für eine Reaktionskette benötigten Vitalstoffe im Körper vorhanden sind, ist die Synthese des erforderlichen Endprodukts gesichert. Schon ein Mangel an einem einzigen Vitalstoff hat ein Stoffwechselungleichgewicht zur Folge.

1.2.2. Vitalstoffe als Radikalfänger (Antioxidantien)

„Radikale" ist ein Begriff, der nicht nur für extreme politische Gruppierungen, sondern auch in der Chemie genutzt wird. Hier versteht man unter Radikalen oder freien Radikalen (wie sie meist genannt werden) aggressive, äußerst reaktionsfreudige Verbindungen oder Stoffwechselprodukte. Freie Radikale reagieren mit Zellbestandteilen (v.a. Zellmembran, Erbmaterial) oder extrazellulären Bestandteilen, wie z.B. den Blutfetten, und können diese körpereigenen Strukturen durch übermäßige Oxidationsvorgänge so verändern, dass sie in ihrer Funktion und ihrem Aufbau geschädigt bzw. im Extremfall sogar zerstört werden.

Ein bevorzugter Angriffspunkt für freie Radikale sind die Fette (Lipide) der Zellmembranen. Zellmembranlipide sind besonders oxidationsempfindlich. Ihre radikalische Schädigung im Rahmen der sog. Lipidperoxidation macht die Membranen zunehmend durchlässig, wodurch es zu einem erhöhten Einstrom von Calcium in die Zelle kommt. Die erhöhten intrazellulären Calcium-Konzentrationen wie-

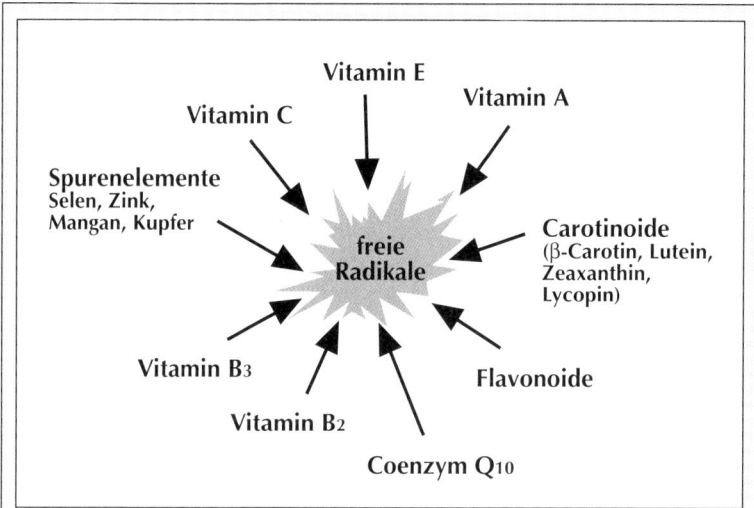

Abb. 3: **Wichtige Vitalstoffe, die durch ihre Wirkung als Antioxidantien helfen, überschüssige freie Radikale abzufangen**

derum bewirken eine Aktivierung von speziellen Enzymen, die über verschiedene Mechanismen eine fortschreitende Zerstörung der Zelle einleiten und schließlich den Zelltod zur Folge haben können. Toxische Lipidabbauprodukte, die durch die Lipidperoxidation entstehen, tragen dabei zur Beeinträchtigung der Zellfunktion und -struktur bei. Weitere Ziele für freie Radikale sind die Nukleinsäuren bzw. das Erbmaterial (DNA), Zellproteine (Enzyme, Strukturproteine) sowie die langkettigen Kohlenhydrate des Bindegewebes, die durch freie Radikale oxidativ abgebaut werden.

Freie Radikale werden im Stoffwechsel bei der energieliefernden Zellatmung und bei Prozessen der Immunabwehr ständig physiologischerweise in kleineren Mengen gebildet. Darüber hinaus stellen eine Reihe äußerer Einflüsse, wie v.a. Umweltbelastungen, Zigarettenrauch, Alkohol, Medikamente oder intensive Sonneneinstrahlung zusätzliche Quellen für ein unphysiologisch hohes Radikalaufkommen dar und entfalten hierdurch ihre Schadwirkung auf den Organismus.

Um sich vor den oxidativen Angriffen freier Radikale zu schützen, enthält der Organismus Substanzen, die die gefährlichen Radikale binden bzw. abfangen und/oder in unschädliche Produkte überführen. Diese Substanzen werden als Radikalfänger oder Antioxidantien bezeichnet. Sie stellen, da sie die körpereigenen Strukturen vor einer übermäßigen (radikalisch bedingten) Oxidation bewahren, eine Art biologischen Rostschutz dar. Zu den wichtigsten Radikalfängern bzw. Antioxidantien zählen die Vitamine C und E, Carotinoide, Flavonoide, Vitamin B_2, B_3 und Coenzym Q_{10}. Ferner besitzen Selen, Zink, Mangan und Kupfer indirekt antioxidative Eigenschaften, da sie als Bestandteil antioxidativ wirksamer Enzyme fungieren (Abb. 3).

Alle Antioxidantien des Körpers erfüllen ihre spezielle Aufgabe. Sie neutralisieren verschiedene Typen von freien Radikalen, und sie sind in verschiedenen Körperkompartimenten wirksam. So hat das fettlösliche Vitamin E z.B. seinen Platz im Bereich der fettreichen Zellmembranen, das wasserlösliche Vitamin C hingegen im wässerigen Milieu des Zellinnenraums. Was zudem besonders wichtig ist: Antioxidantien ergänzen sich in ihrer Wirkung, da sie einem Zyklus unterliegen, bei dem „verbrauchte" Antioxidantien durch andere regeneriert werden. Optimale Voraussetzungen für einen bestmöglichen Schutz vor freien Radikalen sind damit nur dann gegeben, wenn alle lebensnotwendigen Antioxidantien gleichzeitig in ausreichender Menge im Körper vorhanden sind.

Idealerweise enthält der menschliche Organismus so viel von allen antioxidativ wirksamen Vitalstoffen, dass keine übermäßigen bzw. irreparablen radikalisch bedingten Zell- und Gewebeschädigungen auftreten. Ist das Verhältnis von freien Radikalen und Antioxidantien so verschoben, dass zu wenig Antioxidantien zur Verfügung stehen, so spricht man von oxidativem Stress (Abb. 4). Oxidativer Stress wird heute mit der Entstehung einer Vielzahl chronischer Erkrankungen, wie v.a. Herz-Kreislauferkrankungen (Herzinfarkt), Krebs, Altersstar, Rheuma und vorzeitigen Altersprozessen in Zusammenhang gebracht.

1.2.3. Weitere Funktionen

Über ihre Aufgaben als Coenzyme bzw. Cofaktoren und Antioxidantien hinaus entfalten Vitalstoffe noch auf vielfältige andere Art ihre Wir-

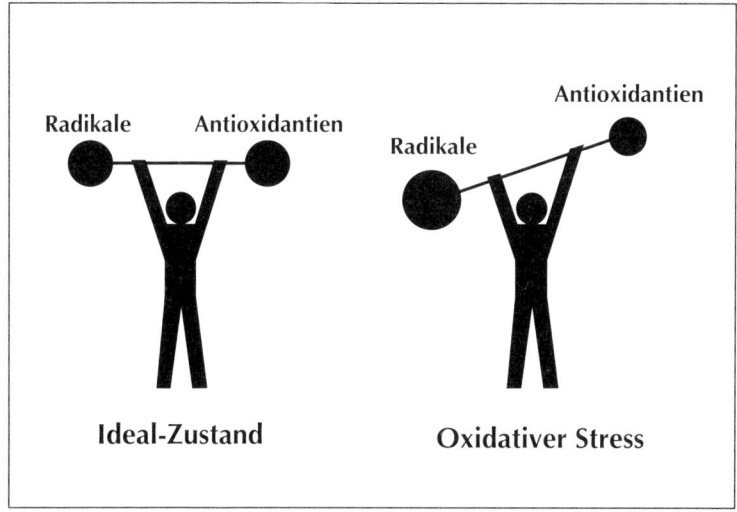

Abb. 4: Freie Radikale und oxidativer Stress
Idealerweise besteht im Organismus ein Gleichgewicht zwischen zellschädigenden freien Radikalen und antioxidativ wirksamen Vitalstoffen. Kommt es zu einer erhöhten Belastung mit freien Radikalen (z.B. Zigarettenrauch, Alkohol), so ist dieses Gleichgewicht oft nicht mehr gegeben und der Organismus gerät in eine Situation, die als oxidativer Stress bezeichnet wird.

kungen im Organismus. So dienen einige als Baumaterial für körpereigene Strukturen. Dies gilt z.b. für Calcium als wesentlichem Bestandteil der Knochensubstanz, Jod als Bestandteil der Schilddrüsenhormone, Eisen als Bestandteil des Blutfarbstoffs Hämoglobin oder die essentiellen Fettsäuren, die für die Synthese von Zellmembranen benötigt werden. Andere Vitalstoffe wiederum, wie z.b. das Vitaminoid Carnitin, übernehmen eine Funktion als Transportmolekül. Sie binden Substanzen im Körper und transportieren sie innerhalb der Zelle zu den Stellen ihres Bedarfs. Ferner gibt es Vitalstoffe, wie Vitamin A, die an Vorgängen der Zelldifferenzierung beteiligt sind. Eine wichtige Funktion in unserer schadstoffbelasteten Umwelt liegt schließlich darin, dass Vitalstoffe zur Entgiftung von Schwermetallen beitragen. So ist das Spurenelement Selen in der Lage, Quecksilber und Cadmium zu binden und damit in einen für den Organismus ungiftigen Zustand zu überführen.

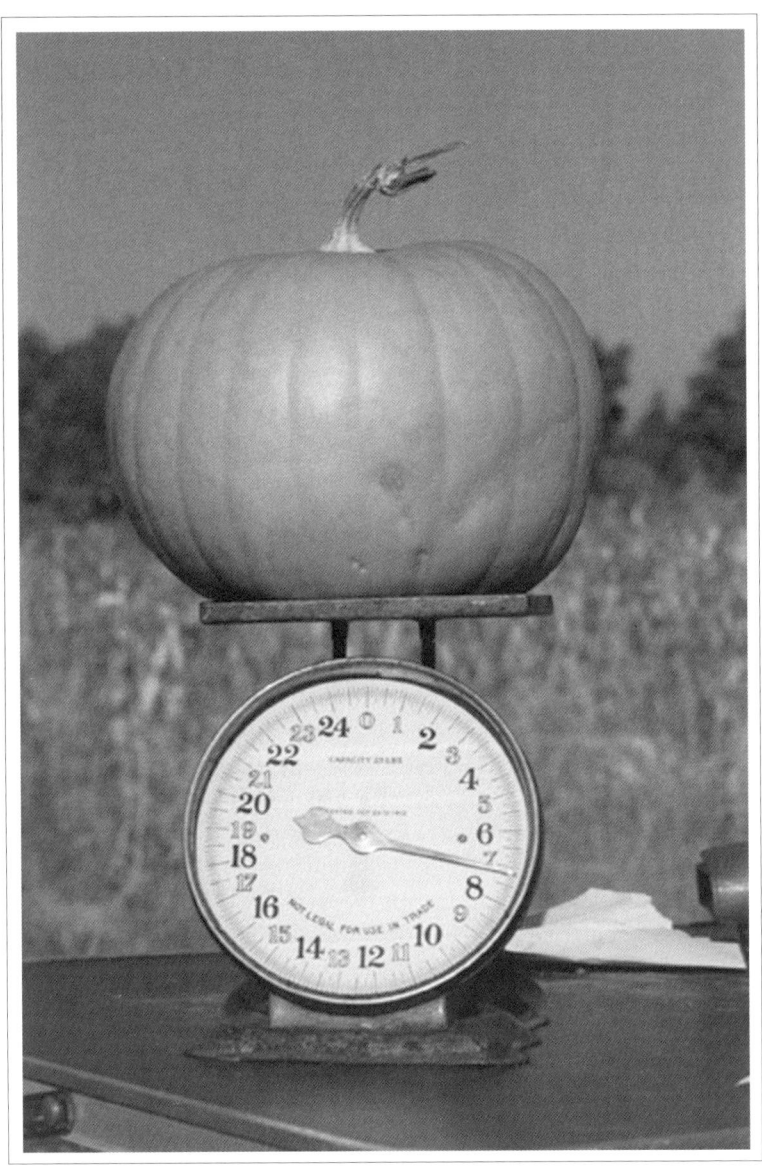

Vitalstoffe werden vom Körper ständig verbraucht und müssen daher regelmäßig und in ausreichender Menge aufgenommen werden.

2. Wie hoch ist der tägliche Vital-stoff-Bedarf?

2.1. Die schleichende Unterversorgung oder was passiert, wenn dem Körper Vitalstoffe fehlen

Vitalstoffe werden vom Körper ständig verbraucht, abgebaut und über den Urin und Stuhl ausgeschieden. Sie müssen daher permanent nachgeliefert werden. Geschieht dies nicht, so entstehen schwere Mangelerkrankungen. Diese entwickeln sich allerdings nicht von heute auf morgen. Vielmehr handelt es sich um einen langsamen, zunächst völlig unbemerkt ablaufenden Prozess, der dadurch charakterisiert ist, dass die körpereigenen Vitalstoff-Reserven nach und nach aufgezehrt werden. Als Folge hiervon kommt es ab einem bestimmten Zeitpunkt zu einer Einschränkung all der Stoffwechselreaktionen, an denen Vitalstoffe beteiligt sind. Mit anderen Worten: Enzymatische Abläufe, für die Vitalstoffe als Coenzyme oder Cofaktoren benötigt werden, laufen verlangsamt ab, der antioxidative Schutz verringert sich, Reparatur- und Transportvorgänge sind verzögert, Synthese- und Abwehrleistungen reduziert.

Das Fatale allerdings ist: Ein Vitalstoff-Defizit zeigt sich im Anfangsstadium - wenn überhaupt - nur durch leichte Befindlichkeitsstörungen bzw. ein Nachlassen der körperlichen, seelischen und geistigen Belastbarkeit, also durch sehr unspezifische Symptome. Auch durch Vitalstoff-Bestimmungen im Blut lässt sich ein Mangel in dieser Phase noch nicht nachweisen. Dennoch kann selbst eine solche leichte oder

„schleichende" Vitalstoff-Unterversorgung Nachteile für den Organismus mit sich bringen, da sie über Jahre gesehen das Risiko für die Entstehung chronischer Erkrankungen, z.b. des Herz-Kreislauf-Systems, Immunsystems oder der Knochen, erhöht.

Darüber hinaus kann ein leichtes Defizit akut problematisch werden und zwar dann, wenn der Körper plötzlich einer ungewöhnlichen Belastung (z.b. grippaler Infekt, berufliche oder private Stress-Situation) ausgesetzt ist, für deren Bewältigung er zusätzliche Vitalstoffe benötigt, die aber nicht mehr im Körper „vorrätig" sind. Die Vitalstoff-Reserven können in diesem Fall so stark beansprucht werden, dass der Vitalstoff-Mangel weiter fortschreitet und der Gesundheitszustand zunehmend schlechter wird. Müdigkeit, Kopfschmerz, depressive Verstimmung, schlechte Wundheilung, Infektanfälligkeit, verschleppte Infekte, wachsende Stress-Intoleranz, Nervosität, beeinträchtigte Lern- und Konzentrationsfähigkeit sind die Symptome, die in dieser bereits fortgeschrittenen Phase auftreten können. Diese Symptome sind zwar deutlich, aber immer noch unspezifisch und werden, da sie durch eine Vielzahl anderer Erkrankungen ausgelöst werden können, oft gar nicht ursächlich mit einem Vitalstoff-Mangel in Zusammenhang gebracht (Tab. 2).

Extremer Vitalstoff-Mangel, der in unseren Breiten zum Glück nur selten auftritt, macht sich schließlich in Form der charakteristischen, oft akut lebensbedrohlichen Mangelerkrankungen bemerkbar. Zu diesen klassischen Mangelerkrankungen zählen z.B. Skorbut (Vitamin C-Mangel), Rachitis (Vitamin D-Mangel) oder Beri-Beri (Vitamin B_1-Mangel).

2.2. Reichen die offiziellen Empfehlungen für die Nährstoffzufuhr ?

Vitalstoffe müssen, um Mangelsituationen und daraus resultierende Gesundheitsschäden zu vermeiden, aber nicht nur regelmäßig, sondern auch jeder für sich in adäquater Menge aufgenommen werden. Doch wie hoch ist diese Menge ? Und wie bzw. von wem wird sie festgelegt ? In Deutschland ist bislang als einziges offizielles Organ die

> **Tab. 2: Häufig geschilderte Symptome ohne Vorliegen einer Erkrankung** (Gesche, Forum für Orthomolekulare Medizin, Lindau 5.3.1994)
>
> Viele Patienten ohne nachweisbare schulmedizinisch definierte Erkrankungen klagen in der Praxis über:
>
> - Energieverluste, Müdigkeit, Leistungsschwäche
> - Verlangsamung der Psycho-Motorik (Gefühlsleben)
> - Verlangsamung der Muskel-Motorik
> - diskretes Nachlassen der Sinnesorganfunktionen
> - kein Wohlbefinden
> - Gewebe-Gelenkbeschwerden
> - Missstimmungen im Magen-Darmkanal
> - Traurigkeiten, Depressionen
> - Schlafstörungen
> - Hautprobleme (nicht immer Allergien)
> - Kopfschmerzen
> - Infektanfälligkeit
> - körperliche, seelische, geschäftliche Überanstrengung
>
> Nach schulmedizinischer Abklärung Ernährungsberatung und Supplementierung mit Mikronährstoffen !

Deutsche Gesellschaft für Ernährung (DGE) hierfür zuständig. Die DGE ist eine Gesellschaft mit dem Ziel, ernährungswissenschaftliche Forschungsergebnisse zu sammeln, auszuwerten und in Form von Ernährungsrichtlinien für die Bevölkerung praktisch nutzbar zu machen. Seit 1956 werden von ihr in tabellarischer Form Empfehlungen für die wünschenswerte Nährstoffzufuhr herausgegeben. Diese von einem Wissenschaftler-Gremium der DGE ermittelten Nährstoffangaben haben amtlichen Charakter und werden als offizielle Richtwerte anerkannt. Sie besitzen auch beim Gesetzgeber einen hohen Stellenwert. So dienen sie z.b. als Grundlage für erlaubte Höchstmengen in Vitalstoff-Produkten, die als Nahrungsergänzungsmittel oder bilanzierte Diäten auf den deutschen Markt kommen. Dabei wurde rein willkürlich festgelegt, dass in diesen Produkten bei Vitaminen die 3-fache

Menge der DGE-Empfehlungen nicht überschritten werden darf.

Doch so großes Gewicht den DGE-Angaben von Seiten der etablierten Wissenschaft sowie auf politischer und Gesetzes-Ebene beigemessen wird, so sollte man sich bei ihrer Bewertung bzw. dem praktischen Umgang mit ihnen stets darüber bewusst sein, dass die Forschungen auf dem Gebiet der Ernährungsphysiologie längst nicht abgeschlossen sind und die angegebenen Aufnahmemengen - wie der von der DGE selbst gewählte Begriff „Empfehlungen (bzw. seit kurzem Referenzwerte) für die Nährstoffzufuhr" bereits verdeutlicht - keine absoluten, endgültig feststehenden Zahlen, sondern z.T. grobe Schätzwerte darstellen, die immer wieder neuen Erkenntnissen angepasst werden müssen. Beispiele hierfür sind die Mineralstoffe Magnesium und Calcium sowie Vitamin C und Folsäure, bei denen die Werte von der DGE im Laufe der Jahre nach oben korrigiert, d.h. angehoben wurden.

Ferner bleibt oft unbeachtet, dass es sich bei den Nährstoffangaben der DGE um Werte handelt, die „für gesunde Personen in Mitteleuropa" gelten. Ein durch chronischen Arzneimittelgebrauch, erhöhten Genussmittelkonsum oder durch Krankheiten und Stoffwechselstörungen veränderter Vitalstoff-Bedarf kann - so die DGE selber - in den Angaben nicht berücksichtigt werden. Schließlich - und dies ist besonders bedeutsam - sind die Werte der DGE auch heute noch im allgemeinen darauf ausgerichtet, klinische Mangelerscheinungen und nicht bereits leichte Funktionsstörungen des Körpers, die sich unter Umständen erst nach Jahren negativ auf die Gesundheit auswirken, zu verhüten. Insgesamt ergibt sich hieraus zwangsläufig die Schlussfolgerung, dass viele dieser Werte für große Teile der Bevölkerung zu niedrig sind bzw. nicht die für eine langfristig optimale Gesundheit erforderlichen Aufnahmemengen wiedergeben.

2.3. Die optimale Vitalstoff-Aufnahme

Unter optimaler Vitalstoff-Zufuhr versteht man die Aufnahmemenge, bei der die körpereigenen Vitalstoff-Vorräte aufgefüllt sind, die Vitalstoff-abhängigen Reaktionen im Organismus optimal ablaufen und damit eine wesentliche Voraussetzung für ein Höchstmaß an Wohlbefinden und Gesundheit sowie den Schutz vor chronischen Erkrankungen und vorzeitigen Alterungsprozessen geschaffen wird. Diese Aufnahmemengen liegen aus orthomolekularer Sicht v.a. bei den Vitaminen, aber auch bei einigen Mineralstoffen sowie den Carotinoiden höher als die offiziellen Angaben der DGE. Welche Vorteile eine optimale Vitalstoff-Zufuhr langfristig hat, soll anhand einiger Beispiele dargelegt werden.

◆ **Beispiel 1: Stabile Gefäße durch Vitamin C oder: Skorbut beginnt viel früher**

Vitamin C ist als Cofaktor an der Synthese von Kollagen beteiligt. Kollagen ist ein wichtiger Strukturbestandteil von Gefäßen und wesentlich für deren Stabilität verantwortlich. Bei der Vitamin C-Mangelerkrankung Skorbut kommt es als Folge der unzureichenden Kollagenbildung zu einer erhöhten Gefäßdurchlässigkeit, die sich in Form von Blutungen in die Haut äußert. Der lebensgefährliche Zustand des Skorbut lässt sich mit 10 mg Vitamin C/Tag verhindern. Diese Menge ist jedoch nicht optimal, denn sie reicht bei weitem nicht aus, um eine bestmögliche Kollagenbildung in den Gefäßen sicherzustellen. Ist die Kollagenbildung aber nicht optimal, so können kleine Gefäßwandläsionen entstehen, die zusätzlich mit anderen Risikofaktoren, wie z.B. erhöhten Blutfetten, langfristig zum Ausgangspunkt arteriosklerotischer Gefäßschäden werden.

◆ **Beispiel 2: Vitamin K - wie Knochen**

Vitamin K wird vom Körper für die Blutgerinnung benötigt. Ist die Blutgerinnung in Ordnung, so geht man daher von einer ausreichenden Vitamin K-Versorgung aus. Doch Vitamin K wird auch für den Aufbau des Knochens gebraucht. Neuere Untersuchungen deuten nun darauf hin, dass die Mengen, die für einen optimalen Knochenaufbau erforderlich sind, höher als die für die Blutgerinnung benötigten sind. Dementsprechend kann sich bei suboptimaler Vitamin K-Zufuhr u.U. eine Unterversorgung für den Knochen ergeben, die sich erst nach Jahren oder Jahrzehnten in Form einer Osteoporose äußert.

◆ **Beispiel 3: Ein Vitamintrio gegen den Herzinfarkt**

Folsäure, Vitamin B_6 und B_{12} sind Vitamine, die für Zellteilungsprozesse erforderlich sind. Von einem Mangel sind besonders die roten Blutzellen betroffen: Es kommt zur Anämie. Doch noch bevor eine Anämie auftritt, d.h. bereits bei einer leichten Unterversorgung an diesen Vitalstoffen, ist der Abbau eines bestimmten Stoffwechselproduktes, des Homocysteins, gehemmt. Homocystein ist eine toxische Verbindung, die gefäßschädigend wirkt und heute als ein wichtiger Risikofaktor für die Entstehung von Herz-Kreislauf-Erkrankungen vom Herzinfarkt bis hin zum Schlaganfall angesehen wird. Erst eine optimale Versorgung mit Folsäure, Vitamin B_6 und B_{12} kann die verstärkte Homocystein-Anreicherung verhindern und damit das Herz-Kreislauf-Risiko senken.

Welche entscheidende Bedeutung die Aufnahme optimaler Vitalstoff-Mengen zur Prävention chronischer Erkrankungen hat, erkannte der zweifache Nobelpreisträger Linus Pauling bereits vor einigen Jahrzehnten. Er prägte 1968 den Begriff der Orthomolekularen Medizin. Zusammengesetzt aus den griechischen Silben ortho, was gleichbedeutend ist mit „gut, richtig" und dem lateinischen Wort molecula, welches die kleinsten Bausteine von Substanzen beschreibt, steht dieser Begriff heute für einen Zweig der Ernährungsmedizin, der das Vorhandensein der richtigen Moleküle bzw. Nährstoffe in den richtigen Mengen im Organismus als eine unabdingbare Voraussetzung für die Aufrechterhaltung physiologischer Zellfunktionen ansieht. Ausgehend von diesem Grundgedanken wurde die Orthomolekulare Medizin von Linus Pauling definiert als „Erhaltung guter Gesundheit und Behandlung von Krankheiten durch Veränderung der Konzentration von Substanzen im menschlichen Körper, die normalerweise im Körper vorkommen und für die Gesundheit erforderlich sind".

2.4. Faktoren, die den Vitalstoff-Bedarf erhöhen

Einen weiteren grundlegenden Aspekt, den Linus Pauling in seinem Konzept der Orthomolekularen Medizin aufgriff, ist die Tatsache, dass diese optimale Nährstoffmenge bei jedem Menschen unterschiedlich ist, da sie von einer Vielzahl innerer (genetischer) und äußerer Faktoren beeinflusst wird.

2.4.1. Wenn die Gene nicht mitspielen

Seit geraumer Zeit weiß man, dass genetische Defekte den Vitalstoff-Bedarf erhöhen und unbehandelt z.T. zu schweren Mangelerscheinungen führen können. Eines dieser Krankheitsbilder ist z.b. die Acrodermatitis enteropathica, bei der erblich bedingt die aktiven Transportmechanismen, die die Aufnahme von Zink durch die Darmwand bewerkstelligen, blockiert sind. Patienten mit dieser Erkrankung leiden an schwersten Zinkmangelerscheinungen. Erst wenn das 10-fache des Tagesbedarfs aufgenommen wird, gelangt durch passive Diffusion genügend Zink durch die Darmschleimhaut in den Körper.

Ein anderer genetischer Defekt, der das Vitamin Folsäure betrifft, wurde erst vor kurzem von der Wissenschaft näher untersucht. Ausgangspunkt war die Tatsache, dass die Spina bifida, eine schwere angeborene Missbildung der Wirbelsäule, v.a. bei solchen Neugeborenen auftritt, deren Mütter zu wenig Folsäure aufnehmen. Allerdings leidet nicht jedes Neugeborene, dessen Mutter ein Folsäure-Defizit aufweist, an dieser Erkrankung. Bei weiteren Untersuchungen konnte dann bei den erkrankten Kindern eine Erbanlage gefunden werden, die sie offensichtlich empfindlich gegenüber einer Unterversorgung mit diesem Vitamin macht. Dabei bildet der Körper ein defektes Enzym, welches mehr Folsäure benötigt, um wirksam bzw. aktiv zu werden.

Auch ansonsten scheint sich mittlerweile ein zunehmendes Forschungsinteresse an der Aufklärung genetisch bedingter Vitalstoff-Mängel zu entwickeln. So wurde kürzlich bei Untersuchungen über den Zusammenhang zwischen dem Auftreten von Bluthochdruck und den Magnesium-Konzentrationen im Serum sowie in den biologischen Membranen der Blutzellen Hinweise darauf gefunden, dass bei Bluthochdruck-Patienten möglicherweise ein genetisch bedingter Mangel an membrangebundenem Magnesium vorliegt, der sich durch eine zusätzliche Magnesium-Gabe z.T. ausgleichen lässt.

Doch nicht immer müssen die genetischen Beeinträchtigungen so schwerwiegende Folgen haben. So ist bei der riesigen Menge an unterschiedlichen Enzymen im menschlichen Körper ganz allgemein davon auszugehen, dass sich die Funktionsfähigkeit nicht aller Enzyme im Optimalbereich befindet, sondern bei jedem Menschen einige genetisch bedingt besser und andere schlechter arbeiten und damit entsprechend weniger oder mehr Vitalstoffe benötigen, um in ausreichender Weise aktiviert zu werden. Aus dieser Tatsache ergibt sich ein individueller Vitalstoff-Bedarf, der auch als biochemische Individualität bezeichnet wird.

2.4.2. Genussmittel und Umwelteinflüsse als Vitalstoff-Räuber

Auch eine Vielzahl von äußeren Faktoren, mit denen ein großer Teil der Bevölkerung häufig, oft sogar täglich konfrontiert ist, kann den Vitalstoff-Bedarf erhöhen.

Hierzu zählen v.a.
- Zigarettenkonsum /Passivrauchen
- Alkoholkonsum
- Schadstoffe in Luft, Nahrung und Wasser (v.a. Schwermetalle, Stickoxide, Schwefeldioxid, Ozon, Dieselruss, Pestizide, Nitrat, Schimmelpilze, Huminsäuren)
- Industrieprodukte: Farben, Holzschutzmittel, Lösungsmittel, Formaldehyd (z.B. in Textilien), Asbest
- UV-Strahlung
- Sportliche Aktivität
- Belastungen am Arbeitsplatz (Ausdünstungen von Computern, Kopiergeräte; Lärm)
- Physischer und psychischer Stress
- Medikamente (Kap. 8)
- Langstreckenflüge

Die meisten dieser Einflüsse sind mit einer erhöhten Radikalenbelastung verbunden und beanspruchen daher insbesondere die Reserven an antioxidativ wirksamen Vitalstoffen, die dementsprechend ins Defizit geraten können. Doch dies ist längst nicht alles. Oft wird, wie sich anhand der Beispiele des Zigaretten- und Alkoholkonsums aufzei-

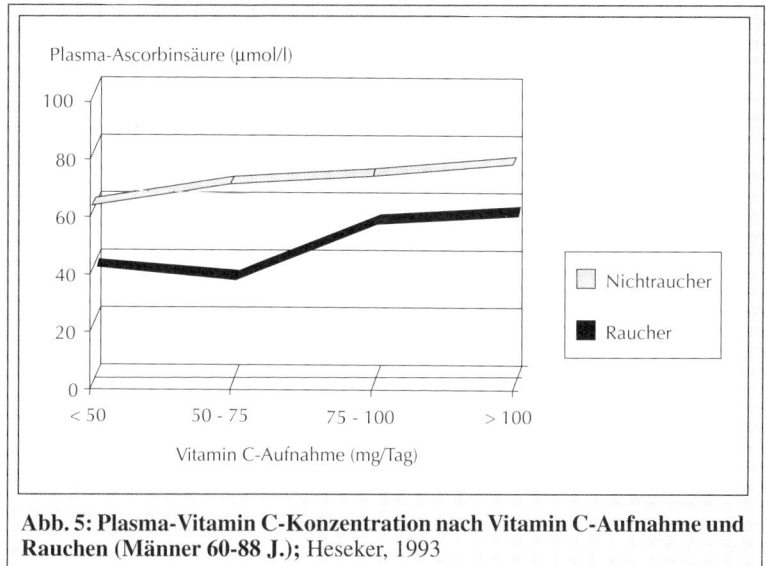

Abb. 5: Plasma-Vitamin C-Konzentration nach Vitamin C-Aufnahme und Rauchen (Männer 60-88 J.); Heseker, 1993

gen lässt, der Vitalstoff-Haushalt in umfassender Weise gestört.

◆ **Vitalstoff-Räuber Zigaretten:**

Raucher sterben durchschnittlich 6,5 Jahre früher als Nichtraucher. Derzeit rechnet man, dass weltweit rund 3 Millionen Menschen jährlich an tabakbezogenen Krankheiten sterben. Allein in Deutschland ist der Umsatz an Tabakwaren von 36,1 Mrd. DM im Jahre 1996 auf 38,9 Mrd. DM im Jahre 1998 gestiegen. Raucher nehmen über die Gas- und Teerphase des Zigarettenrauchs bis zu 10^{15} freie Radikale pro Zigarettenzug auf. Je nach Zigarettenkonsum führt Rauchen damit zu einer erheblichen oxidativen Belastung der Lunge, aber auch anderer Organe, die den Bedarf an antioxidativen Vitalstoffen erhöht. Dies spiegelt sich in den Vitalstoff-Werten im Blut wider. So findet man bei Rauchern im Vergleich zu Nichtrauchern 30-60% tiefere Plasma-Vitamin C-Spiegel (Abb. 5). Bei jedem 5. Raucher sind die Vitamin C-Blutwerte zu niedrig. Das Ausmaß des Mangels ist dabei von der Anzahl der gerauchten Zigaretten abhängig. Als Ursache für das Defizit wurden eine verschlechterte Resorption und ein beschleunigter Umsatz von Vitamin C beim Raucher nachgewiesen.

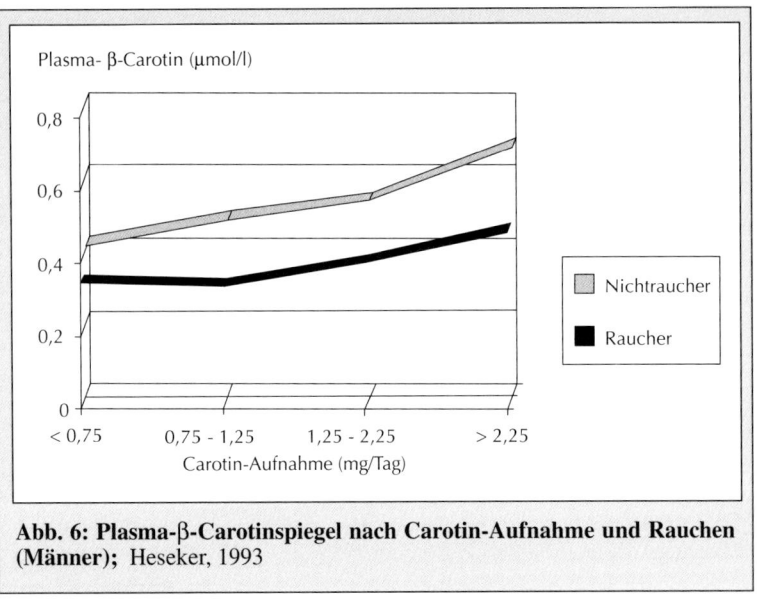

Abb. 6: Plasma-β-Carotinspiegel nach Carotin-Aufnahme und Rauchen (Männer); Heseker, 1993

Ähnliche Ergebnisse existieren für β-Carotin. Auch hier sind die Plasmaspiegel beim Raucher erniedrigt (Abb. 6). Darüber hinaus enthält Zigarettenrauch Schwermetalle, wie v.a. Cadmium, die im Organismus z.T. an das Spurenelement Selen gebunden werden. Hierdurch werden die Schwermetalle zwar entgiftet, doch dieses Selen steht nicht mehr für seine eigentlichen Stoffwechselaufgaben zur Verfügung. Cadmium führt ebenfalls zur verstärkten Ausscheidung von Calcium, weshalb sich Zigarettenkonsum nachteilig auf die Knochengesundheit auswirkt. Andere Inhaltsstoffe des Zigarettenrauchs, die Hydrazine, hemmen die Resorption und biochemischen Funktionen von Vitamin B_6. Vitamin B_6 wird im Eiweißstoffwechsel benötigt. Eine ausreichende Versorgung ist sowohl für das Herz-Kreislauf-System und das Immunsystem als auch die Knochen unentbehrlich.

◆ **Vitalstoff-Räuber Alkohol**

Deutschland nimmt beim Alkoholkonsum eine Spitzenstellung in der Welt ein. Der Pro-Kopf-Alkohol-Verbrauch lag 1995 bei 11,2 l / Person. Dies entspricht umgerechnet 280 l Bier oder 180 l Wein. Die volkswirtschaftlichen Kosten des Alkoholmissbrauchs und seiner vielfältigen Folgen, die fast jedes Organ betreffen, werden auf bis zu 80 Mrd. DM geschätzt. Viele dieser Folgen stehen mit dem durch Alkohol veränderten Nährstoff-Haushalt in Zusammenhang. Alkohol verringert die Resorption von Vitalstoffen im Darm sowie deren Speicherfähigkeit in der Leber und erhöht die Vitalstoff-Ausscheidung über den Urin. Darüber hinaus werden durch Alkohol vermehrt freie Radikale im Körper gebildet, die an den Antioxidantien-Reserven zehren. Insgesamt können bei chronischer Alkoholaufnahme durch den erhöhten Bedarf v.a. Mängel an den Vitaminen C, B_1, B_2, B_6, B_3, Folsäure, den Vitaminen A, D, E, und K sowie Calcium, Magnesium, Zink, Selen, Kalium und Eisen entstehen.

2.4.3. Besondere Lebensphasen

◆ **Schwangerschaft**

Während der Schwangerschaft werden von der Mutter ca. 11 kg Körpersubstanz neu aufgebaut. Diese Neubildung verteilt sich auf den Fötus und die Gewebe der Mutter, die während dieser Zeit eine Substanzvermehrung erfahren. Damit der Organismus der Mutter leistungsfähig bleibt und die Entwicklung des Kindes normal verläuft, werden v.a. im zweiten und dritten Drittel der Schwangerschaft, wenn diese Substanzvermehrung deutlich zunimmt, erhöhte Vitalstoff-Mengen benötigt. Auch beim Stillen besteht durch die Abgabe von Vitalstoffen über die Milch ein Mehrbedarf.

◆ **Alter**

Im Alter findet ein verstärkter Zellabbau statt, der mit einer abnehmenden Funktionsfähigkeit verschiedener Organe verbunden ist. Von besonderer Bedeutung ist die Abnahme der Immunabwehr, durch die ein erhöhtes Risiko für Krebs, Infektionen und Autoimmunerkrankungen besteht. Um hier in ausreichendem Maße Regenerationsleistungen zu ermöglichen, sind vermutlich erhöhte Vitalstoff-Mengen erforderlich - ein Aspekt, der in den offiziellen Empfehlungen der DGE bislang vollständig unberücksichtigt bleibt.

2.4.4. Chronische Erkrankungen

Eine Vitalstoff-Unterversorgung kann nicht nur zur Entstehung chronischer Erkrankungen beitragen, chronische Erkrankungen können umgekehrt auch den Vitalstoff-Bedarf, bedingt durch die Krankheitsaktivität, erhöhen. Dies trifft z.b. für chronisch-entzündliche Zustände, wie rheumatische Gelenkentzündungen, zu. Solche Entzündungsvorgänge führen v.a. zu einer verstärkten Produktion freier Radikale und brauchen auf diese Weise die Antioxidantien-Vorräte auf (Abb. 7).

Ferner werden bei chronischen oder wiederkehrenden Infekten durch die ständigen Abwehrbemühungen des Organismus die Vitalstoffe, die an immunologischen Leistungen beteiligt sind, in verstärktem Maße umgesetzt. Das gleiche gilt für Krebspatienten, bei denen das Immunsystem ständig gefordert ist, um die Ausbreitung bösartiger Zellen zu verhindern.

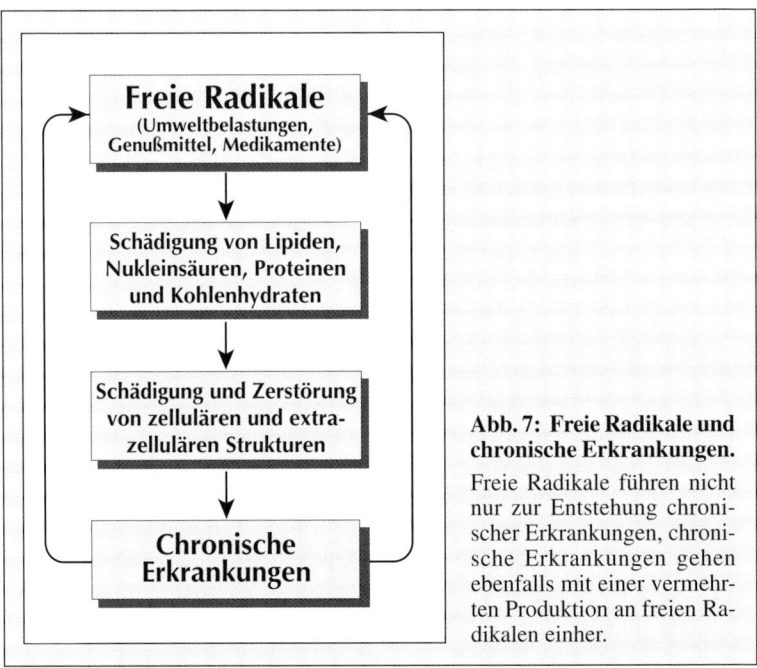

Abb. 7: Freie Radikale und chronische Erkrankungen.
Freie Radikale führen nicht nur zur Entstehung chronischer Erkrankungen, chronische Erkrankungen gehen ebenfalls mit einer vermehrten Produktion an freien Radikalen einher.

Eine wichtige chronische Stoffwechselerkrankung, die mit erhöhtem Vitalstoff-Bedarf einhergeht, ist der Diabetes mellitus. Die Zahl der Diabetiker in Deutschland liegt derzeit bei 6 Millionen und wird sich nach Schätzungen in den nächsten 10 Jahren auf 8 Millionen erhöhen. Diabetiker leiden als direkte Folge der erhöhten Blutzuckerwerte unter oxidativem Stress, da der Zucker antioxidativ wirksame Enzymsysteme zerstört. Die chronische oxidative Belastung des Diabetikers ist eine wichtige Ursache für die vielfältigen diabetischen Spätschäden, wie z.B. die diabetischen Nierenerkrankungen, Gefäß- und Augenleiden. Zudem scheiden Diabetiker aufgrund der vermehrten Harnbildung erhöhte Magnesium-, Zink- und Jodmengen aus.

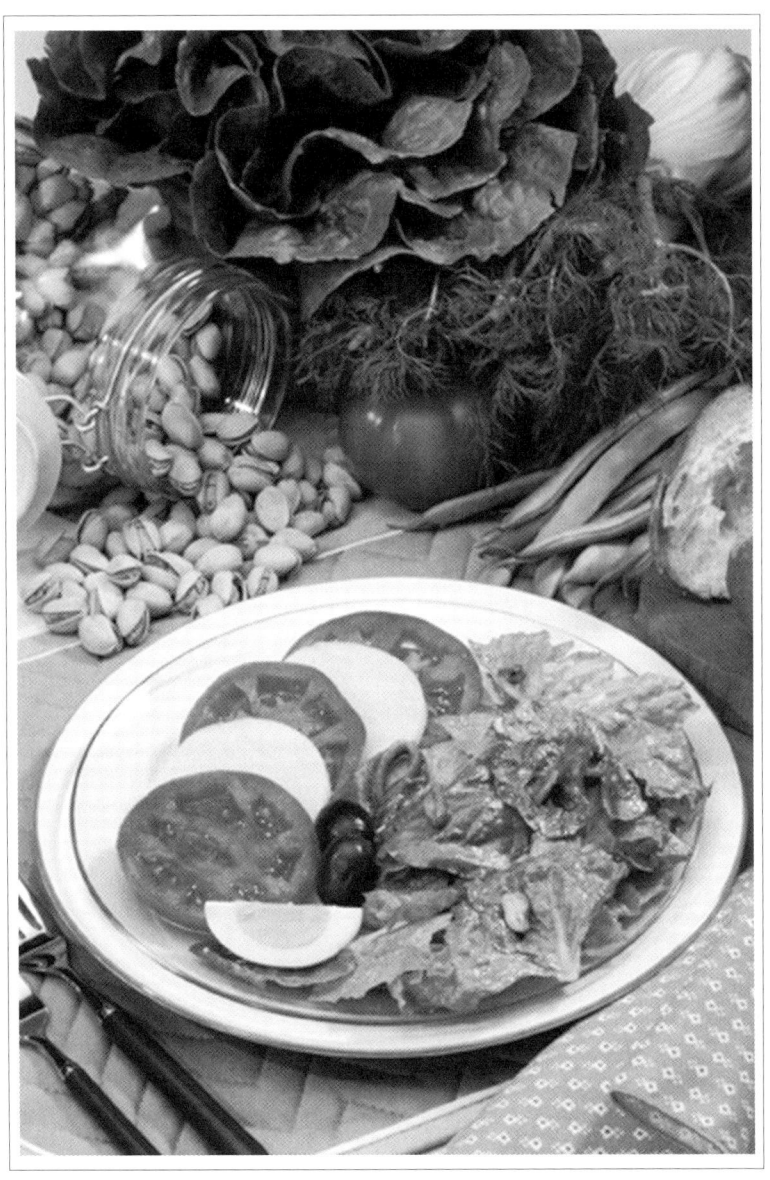

Gesunde Ernährung ist wichtig, doch sie alleine reicht nicht immer aus.

3. Reicht eine gesunde Ernährung aus oder brauche ich zusätzlich ein Vitalstoff-Produkt?

3.1. Was bedeutet gesunde Ernährung?

Richtige Ernährung ist neben ausreichendem Schlaf, Entspannung und regelmäßiger körperlicher Bewegung ein wichtiger Eckpfeiler der Gesundheit. Doch was bedeutet richtige bzw. gesunde Ernährung? Bedeutet es, streng vegetarisch zu leben oder nur Rohkost zu essen? Sind die Haysche Trennkost oder die Atkins Diät gesund? Selbst wenn die Meinungen hierüber stark auseinandergehen, so lässt sich doch eines feststellen: All diese Kostformen und viele der ständig neu proklamierten Gesundheitsdiäten besitzen bei den Vorteilen, die sie vielleicht in bestimmten Lebens- oder Krankheitssituationen haben mögen, einen großen Nachteil. Sie engen den Speiseplan auf Dauer ein und sind damit einseitig. Gesunde Ernährung beinhaltet aber zweifellos neben einer adäquaten Kalorienzufuhr, guter Verträglichkeit und dem Fehlen toxischer Substanzen v.a. die Aufnahme aller lebenswichtigen Vitalstoffe in ausreichenden Mengen. Dies wiederum setzt eine gewisse Vielseitigkeit in der Lebensmittelauswahl und keine engen Diätvorschriften voraus.

Grundregeln für eine gesunde Ernährung sind:
1. Viel Obst und Gemüse verzehren, am besten mehrmals täglich
Obst und Gemüse (incl. Kartoffeln) sind wichtige Träger von Vitami-

nen, Mineralstoffen, Spurenelementen, Carotinoiden, Flavonoiden und Ballaststoffen. Zu bevorzugen sind saisonfrisches Obst und Gemüse aus regionalem Anbau.

2. Mehr Vollkornprodukte und weniger Weißmehl aufnehmen
Weißmehlprodukte, wie Brötchen, Weißbrot und Kuchen enthalten im Gegensatz zu Vollkornbrot kaum Vitalstoffe.

3. Zuckerverbrauch einschränken
Zucker z.b. in Puddings, Kuchen, Cola u.a. enthält keine Vitalstoffe. Man bezeichnet ihn daher auch als leere Kalorien.

4. Ausreichend Fisch essen
Fisch enthält insbesondere hochwertiges Eiweiß, Jod und Omega-3-Fettsäuren. Zuviel Fisch ist allerdings v.a. für Schwangere (s. Kap. 3.3) aufgrund des Schwermetallgehaltes nicht ratsam.

5. Fleischverzehr reduzieren
Fleisch ist ein hochwertiges Lebensmittel und v.a. eine wichtige Quelle für Eiweiß, Eisen, Zink, Vitamin B_{12} und Carnitin. Es ganz wegzulassen, kann u.U. zu einem Mangel an diesen Vitalstoffen führen. Unter konventionellen Mastbedingungen hergestelltes Fleisch enthält aber auch viele Schadstoffe und ein für die Gesundheit ungünstiges Fettsäure-Muster, so dass sein Verzehr nur eingeschränkt empfehlenswert ist (s. Kap. 3.2.)

6. Regelmäßig Milchprodukte verzehren
Milchprodukte, wie Joghurt, Quark und Käse, enthalten viele Vitalstoffe und tragen v.a. wesentlich zur Calcium-Versorgung bei.

7. Eier in mäßigen Mengen aufnehmen
Eier sind wertvolle Lebensmittel. Aufgrund ihres hohen Cholesteringehaltes sollten sie aber nicht zu oft gegessen werden.

8. Hochwertige Fette verwenden
Zu den hochwertigen Fetten zählen pflanzliche Öle mit essentiellen Fettsäuren wie z.B. Sonnenblumen- oder Distelöl. Auch Oliven- und Rapsöl besitzen ein günstiges Fettsäure-Muster. Zum Braten sollte man auf Fette mit einem hohen Anteil an gesättigten Fettsäuren zurückgreifen (z.B. Kokosfett), da diese im Gegensatz zu den hochungesättigten Fettsäuren auch bei hohen Temperaturen nicht zersetzt werden.

3.2. Warum unser Essen oft so wenig Vitalstoffe enthält

Eigentlich sollte es angesichts der doch recht einfachen und größenteils bekannten Ernährungsregeln möglich sein, seinen Vitalstoff-Bedarf mit der täglichen Nahrung zu decken. Tatsache ist jedoch: Die Vitalstoff-Aufnahme ist bei vielen dieser Substanzen selbst unter Zugrundelegung der z.t. niedrigen DGE-Werte im Durchschnitt der Bevölkerung zu gering. Dies trifft nach dem Ernährungsbericht von 1996 v.a. für Calcium, Zink, Jod, Vitamin D, Vitamin E, β-Carotin und Folsäure zu. Die Ursachen hierfür sind vielfältig: So wächst unser Obst und Gemüse heute in der Regel auf Böden, die durch jahrzehntelange Intensivlandwirtschaft ausgelaugt sind oder bei denen die Spurenelemente (z.B. Selen) durch den sauren Regen in schwerlösliche Verbindungen überführt worden sind, die von der Pflanze nicht mehr aufgenommen werden können und die daher nicht mehr in die Nahrungskette gelangen. Ein Teil der pflanzlichen Nahrung kommt gar nicht mehr mit dem Erdboden in Berührung und wird auf gedüngter Kunstwolle in Gewächshäusern gezüchtet.

Darüber hinaus haben die meisten Menschen nicht die Möglichkeit, ihr Obst und Gemüse direkt vor Ort beim Bauern zu beziehen. Sie sind vielmehr auf Ware angewiesen, die erst nach mehr oder weniger langer Lagerungs- und Transportzeit, oft aus dem fernen Ausland, in die örtlichen Gemüseläden und Supermärkte gelangt. Zu diesem Zeitpunkt hat das Obst und Gemüse schon viel an Frische eingebüßt.

Die Transport- und Lagerungszeiten gehen jedoch nicht nur auf Kosten von Aussehen und Geschmack. Während dieser Stunden oder Tage gehen wertvolle Vitalstoffe verloren: So kann z.B. bei der Lagerung von Gemüse, wie bei Spinat, Bohnen oder Spargel nachgewiesen wurde, der Verlust an Vitamin C innerhalb von 24 Stunden nach der Ernte bis zu 50% betragen. Besonders drastisch gehen die Vitaminwerte zurück, wenn Obst und Gemüse nicht kühl gelagert, sondern vor dem Verkauf der Sonnenstrahlung ausgesetzt wird (Tab. 3).

Auch bei tierischen Lebensmitteln ist eine Vitalstoff-Verarmung zu verzeichnen, wobei v.a. der verminderte Gehalt an essentiellen Ome-

Tab. 3: Vitalstoff-Verluste bei Gemüse durch unterschiedliche Lagerungs- und Temperaturbediungungen (Kuklinski, 1995)

Vitamin C- und β-Carotin-Verlust durch dreistündige Lagerung

	im Schatten	im Sonnenlicht
Kopfsalat:		
Vitamin C	11%	39%
β-Carotin	9%	20%
Endivie:		
Vitamin C	30%	51%
β-Carotin	7%	17%
Feldsalat:		
Vitamin C	26%	63%
β-Carotin	8%	36%

Vitamin C-Verlust insgesamt durch normale Lagerung

	1. Tag	2. Tag	3. Tag	4. Tag
Spinat	12%	45%	50%	56%
Mangold	16%	55%	82%	87%
Grünkohl	11%	13%	25%	45%

Einfluss der Temperatur auf Vitamin C-Verluste

	4°C	13°C	20°C
Spinat	8%	38%	70%
Kopfsalat	29%	38%	50%

ga-3-Fettsäuren erwähnenswert ist. Essentielle Omega-3-Fettsäuren sind v.a. in tierischen Lebensmitteln enthalten, vorausgesetzt allerdings, es handelt sich um freilebende Tiere wie Wild oder Meeresfische. Diese nehmen die Omega-3-Fettsäuren über Moose und Plankton auf und reichern sie in ihrem Körper an. Leben Nutztiere, wie Rinder oder Schafe, anstatt auf der Weide unter Stallmastbedingungen ohne Omega-3-Fettsäure-reiches Grünfutter, so enthält auch ihr Fleisch diese wertvollen Fettsäuren nur noch in geringer Menge. Auch die Tendenz, Fische nicht mehr aus freien Gewässern natürlich zu fangen, sondern unter

Bedingungen der Massentierhaltung in Becken mit speziellem Kraftfutter zu züchten, hat ihren Preis in einem verringerten Gehalt an Omega-3-Fettsäuren.

All diese unsicheren und z.T. schlechten Anbau-, Zucht-, Transport- und Lagerungsbedingungen bringen es letztlich mit sich, dass selbst derjenige, der versucht, sich konsequent gesund zu ernähren, mit der Vitalstoff-Versorgung keineswegs auf der sicheren Seite ist.

Ein weiterer Teil der Vitalstoffe geht bei der küchentechnischen Zubereitung verloren. Dies gilt v.a. für Vitamine, die z.T. wasserlöslich und hitzeempfindlich sind. Sie gehen ins Wasch- und Kochwasser über und werden durch Kochen oder Braten teilweise zerstört. Besonders stark sind dabei die Vitalstoff-Verluste in Regionen, wo das Trinkwasser aus Oberflächen- und nicht aus Grundwasser bezogen wird. Dieses Wasser enthält Huminsäure, die aus der Verrottung von Pflanzenmaterial entsteht. Huminsäure ist ein Radikal, das nach Kuklinski bereits beim Ansetzen der Mahlzeit auf dem Herd bis zu 60% der vorhandenen B-Vitamine und des Vitamin C zerstört.

Ein spezielles Problem in Bezug auf entstehende Zubereitungsverluste ergibt sich für die immer größer werdende Gruppe der Menschen, die außer Haus essen bzw. auf Großküchenverpflegung (z.B. Kantine, Imbissstuben, Essen auf Rädern, Altenheime) angewiesen sind. In Großküchen wird das Essen aus organisatorischen Gründen oft lange vor dem Verzehr zubereitet und dann z.T. über Stunden hinweg warmgehalten. Dieses Warmhalten führt zu einem extremen Rückgang der Vitalstoff-Gehalte. Untersuchungen haben gezeigt: Wer sich mit Großküchenkost begnügen muss, nimmt oft nur minimale Vitaminmengen auf. So muss man bei Verpflegung in der Haushaltsküche 60 g Kohlrabi verzehren, um knapp 40 mg Vitamin C aufzunehmen. Bei Verpflegung aus der Großküche sind für die gleiche Vitamin C-Menge bereits 1.750 g Kohlrabi notwendig. 40 mg Vitamin C sind aber nur ein geringer Teil des optimalen Tagesbedarfs, so dass eine optimale Vitalstoff-Versorgung durch Großküchenkost praktisch unmöglich ist (Tab. 4-6; Abb. 8).

Doch nicht nur in Haushalt und Großküche lauern Gefahren. Auch die industrielle Ver- und Bearbeitung trägt zu einer erheblichen Vitalstoff-

Tab. 4: Ascorbinsäuregehalt (in mg) von verschiedenen Gemüsen bei unterschiedlichen Zubereitungsbedingungen (Hötzel, 1974)

in 100 g	Haushaltsküche (gegart)	Großküche (gegart)	Großküche zum Zeitpunkt des Essens
Kohlrabi	61 mg	12 mg	2 mg
Kartoffeln	21 mg	9 mg	4 mg
Grünkohl	126 mg	49 mg	3 mg
Rosenkohl	185 mg	140 mg	76 mg

Tab. 5: Thiamingehalt (in µg)* von verschiedenen Gemüsen bei unterschiedlichen Zubereitungsbedingungen (Hötzel, 1974)

in 100 g	Haushaltsküche (gegart)	Großküche (gegart)	Großküche zum Zeitpunkt des Essens
Kohlrabi	53 µg	43 µg	28 µg
Kartoffeln	86 µg	70 µg	59 µg
Grünkohl	48 µg	40 µg	36 µg
Rosenkohl	87 µg	71 µg	61 µg

* µg = Microgramm = 0,001 mg

Tab. 6: Ascorbinsäure im Serum bei Gemeinschafts- und Einzelverpflegung (Hötzel, 1974)

mg Ascorbinsäure in 100 ml Blutserum von jeweils 10 Versuchspersonen

bei Gemeinschaftsverpflegung	bei Einzelverpflegung
0,1 mg	0,27 mg
-	0,12 mg
-	Spuren
Spuren	0,72 mg
-	0,22 mg
-	1,10 mg
Spuren	0,60 mg
-	0,55 mg
-	0,42 mg
0,41 mg	0,35 mg

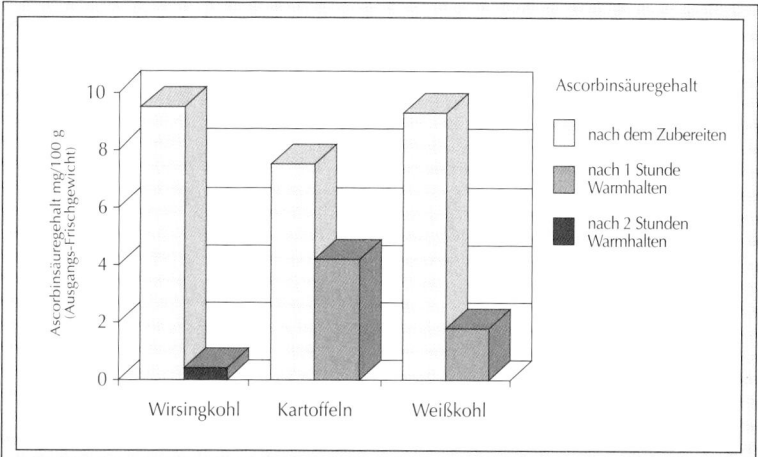

Abb. 8: Vitamin C-Verlust beim Warmhalten von gekochten Kartoffeln bzw. von gedünstetem Weißkohl und Wirsingkohl (Zobel, 1969, aus Koerber, Männle, Leitzmann, 1982)

Verarmung von Lebensmitteln bei. Dies gilt z.B. für die Mehlherstellung. Getreide ist eine wichtige Vitalstoff-Quelle - jedoch nur dann, wenn das volle Korn verarbeitet wird. Normales Weißmehl, das häufigste Ausgangsprodukt für unser Grundnahrungsmittel Brot, enthält im Vergleich zu Vollkornmehl nur noch wenig Vitamine, Mineralstoffe und Spurenelemente. Weißbrot, Toast, Brötchen und Gebäck liefern damit zwar Energie und Eiweiß, aber kaum Vitalstoffe (Abb. 9). Dies gilt auch für die vielen Backerzeugnisse, die den Anschein von Vollkorn erwecken sollen oder sogar unter dieser Bezeichnung über die Ladentheke gehen, in Wirklichkeit jedoch lediglich mit Malz dunkelgefärbtes Weißmehl, dekoriert mit ein paar Getreidekörnern, enthalten.

Ein anderes Beispiel dafür, wie lebenswichtige Vitalstoffe durch industrielle Herstellungsverfahren quasi unbemerkt aus einem Produkt verschwinden, ist das Sauerkraut. Sauerkraut stellt für Vegetarier, insbesondere aber für Veganer, eine bedeutende Vitamin B_{12}-Quelle dar, da Vitamin B_{12} ansonsten fast ausschließlich in tierischen Lebensmitteln vorkommt. Doch Sauerkraut enthält nur dann Vitamin B_{12}, wenn es in traditioneller Weise milchsauer eingelegt, d.h. durch bakterielle Gärung erzeugt wird. Das liegt daran, dass das Vitamin B_{12} erst durch die Stoffwechseltätigkeit der Milchsäurebakterien in das Sauerkraut gelangt. Die im Supermarkt angebotenen, aus Industrieproduktion stammenden Sauerkrautkonserven hingegen enthalten kein Vitamin B_{12}, da das Weißkraut hier lediglich gesäuert, aber keiner milchsauren Gärung unterzogen wird.

Schließlich sind alle Arten der Hitzekonservierung mit Nährstoffverlusten verbunden. So enthalten Gemüsekonserven oft nur noch Bruchteile ihres ursprünglichen Vitalstoff-Gehaltes. Bei der Bestrahlung von Lebensmitteln, die ebenfalls der Haltbarmachung dienen soll, werden nicht nur Mikroorganismen, sondern auch gleich Antioxidantien in erheblichem Umfang zerstört. Ähnliches gilt für die unüberschaubar große Vielfalt an Fertigprodukten, die durch zahllose Verfahrensschritte und künstliche Ausgangsmaterialien, wie Ei- oder Milchpulver, nicht mehr nachvollziehbare Vitalstoff-Veränderungen erfahren.

3.3. Gesunde Lebensmittel, die ungenießbar sind

Doch selbst das, was vordergründig gesund erscheint, ist nicht immer tatsächlich gesund und empfehlenswert. So enthalten einige Lebensmittel zwar viele Nährstoffe und würden sich ausgezeichnet für die tägliche Versorgung mit diesen Substanzen eignen. Trotzdem sollte man sie besser meiden, da ihr Nährstoffreichtum nur mit einer gleichzeitig hohen Schadstoffaufnahme erkauft werden kann. Das gilt v.a. für Innereien. Innereien sind Träger wertvoller Vitalstoffe. Innereien sind aber gleichzeitig die Organe, in denen Umweltgifte, v.a Schwermetalle, besonders stark angereichert werden. Auf sie sollte man daher möglichst verzichten.

Für den Fischverzehr gibt es seit Mai 1999 sogar von offizieller Seite her Einschränkungen. Fisch ist der wichtigste Träger für die essentiellen Omega-3-Fettsäuren und sollte daher eigentlich fester Bestandteil der Nahrung sein. V.a. für Schwangere und Stillende ist eine ausreichende Versorgung mit Omega-3-Fettsäuren sehr wichtig, da sie für

Tab. 7: Fische mit einer Höchstmenge von 1,0 mg Hg/kg, deren Verzehr während der Schwangerschaft und Stillzeit eingeschränkt werden sollte (BGVV, 1999)

Haifische (Alle Arten)	Bonito (sarda spp.)
Falscher Bonito (euthynnus spp.)	Schwertfisch (Xiphias gladius)
Einfarn-Pelamide (Orcynopsis unicolor)	Langschwänz. Speerfisch (Makaira spp.)
Pazif. Fächerfisch (Istiophorus platypterus)	Barsch (Dicentrarchus labrax)
Echter Aal (Anguilla spp.)	Heilbutt (Hippoglossus hippoglossus)
Gemeiner Stör (Acipenser spp.)	Blauleng (Molva dipterygia)
Rotbarsch (Sebastes marinus, S. mentella)	Hecht (Esox lucius)
Steinbeißer (Anarhichas lupus)	Rochen (Raja spp.)
Centroscymnes coelolepis	Seeteufel (Lophius spp.)
Haarschwänze (Lepidopus caudatus, Ananopus carbo)	Thunfisch (Thunnus spp.)

die normale Gehirnentwicklung des Kindes in den ersten Lebensmonaten notwendig sind. Allerdings enthält Fisch mitunter hohe Quecksilbermengen, die für das heranwachsende Kind gefährlich werden können. Denn ein Teil des Quecksilbers in Fischen liegt als das toxischere Methyl-Quecksilber vor, das die Plazenta leicht passieren und somit direkt in den kindlichen Organismus gelangen kann. Hierdurch können Entwicklungsschäden beim ungeborenen Kind ausgelöst werden. Das Bundesinstitut für gesundheitlichen Verbraucherschutz und Veterinärmedizin (BGVV) empfiehlt angesichts der Datenlage in Deutschland schwangeren und stillenden Frauen, vorsorglich den Verzehr bestimmter Fische, bei denen mit höheren Quecksilber-Belastungen zu rechnen ist, einzuschränken (Tab. 7). Eine Deckung des Bedarfs an Omega-3-Fettsäuren allein über die Nahrung könnte dadurch in dieser Zeit möglicherweise problematisch werden.

3.4. Mangel im Überfluss oder: Ist eine Ergänzung der Ernährung mit Vitalstoffen notwendig?

Fasst man die vorliegenden Fakten zusammen, so ist die Ernährungssituation in den westlichen Wohlstandsländern gegenwärtig dadurch gekennzeichnet, dass einer quantitativen Überproduktion ein wachsender Mangel an Nahrungsqualität gegenübersteht. Die qualitativen Defizite beziehen sich zum einen auf eine zunehmende Verarmung der

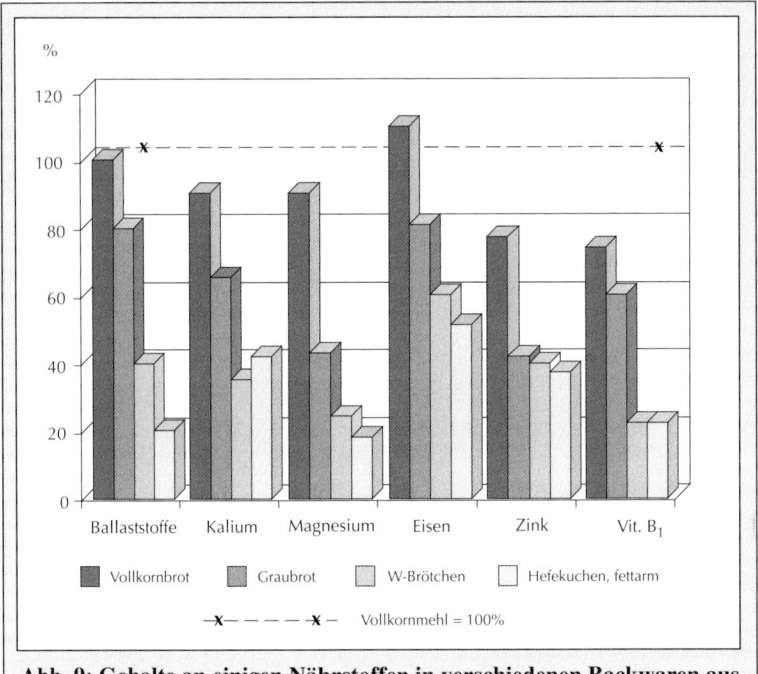

Abb. 9: Gehalte an einigen Nährstoffen in verschiedenen Backwaren aus Weizenmehlen (nach Bundes-Lebensmittelschlüssel, 1992)

Nahrung an essentiellen Vitalstoffen (Kap. 3.2.). Zum anderen hat der umwelt- und produktionsbedingte Schadstoffeintrag schon heute solche Ausmaße erreicht, dass bestimmte, ursprünglich gesunde Lebensmittel - wie Innereien und Fisch - für den menschlichen Verzehr nur noch bedingt tauglich sind (Kap. 3.3). Sich in einer solchen, auf absehbare Zeit kaum veränderbaren Lage gesund und vollwertig zu ernähren, dürfte bereits ein kleines Kunststück sein.

Schwierig bis unmöglich wird das Vorhaben allerdings dadurch, dass nicht nur die Vitalstoff-Zufuhr über die Nahrung immer problematischer wird, sondern im gleichen Zuge der Bedarf an Vitalstoffen angestiegen ist. Umweltbelastungen durch Luft-, Wasser- und Nahrungsschadstoffe sowie Genussmittelkonsum und Medikamente wurden hierfür bereits als ausschlaggebende Faktoren genannt (Kap. 2.4) - Faktoren, die nicht nur kleine gesellschaftliche Randgruppen, sondern den

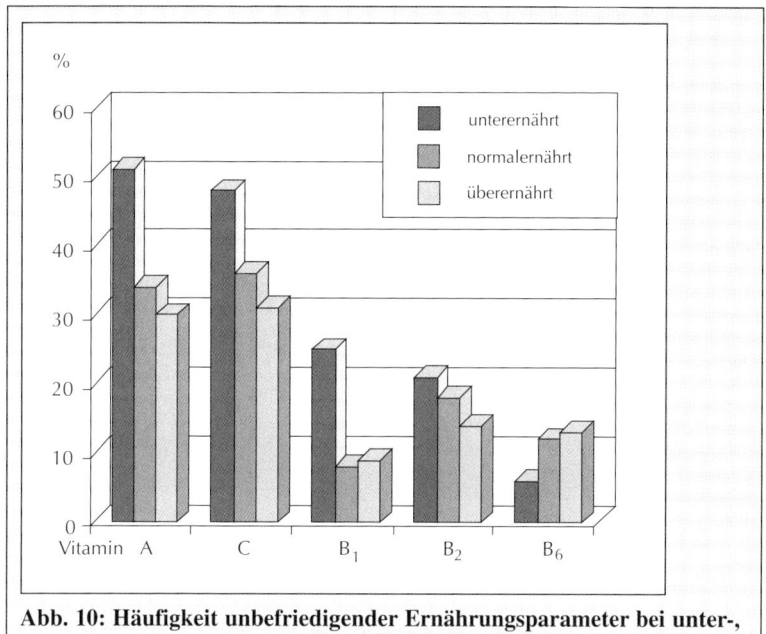

Abb. 10: Häufigkeit unbefriedigender Ernährungsparameter bei unter-, normal- und überernährten älteren Patienten (Schlierf et al., 1993)

großen, wenn nicht sogar größten Teil der Bevölkerung betreffen.

Doch dies ist noch nicht alles. Hinzu kommen Millionen alter und chronisch kranker Menschen, bei denen nicht nur der Vitalstoff-Bedarf aufgrund der Krankheit und des hohen Lebensalters erhöht ist, sondern bei denen aufgrund von Appetitverlust und/oder Kau- und Schluckstörungen die Nahrungsaufnahme langfristig vermindert ist. Bei solchen Menschen besteht - wie wissenschaftliche Untersuchungen belegen - bei vielen Vitalstoffen eine erhebliche Versorgungslücke (Abb. 10).

Wie aber lässt sich unter den Bedingungen einer zunehmend unausgeglichenen Vitalstoff-Bilanz, die mehr oder weniger für uns alle zutreffen, eine optimale Nährstoffversorgung bewerkstelligen? Eine wichtige Maßnahme, um einen Teil der Defizite aufzufangen, besteht in der Einschränkung des Tabak- und Alkoholkonsums, da diese als bedeutende Nährstoffräuber den Vitalstoff-Haushalt erheblich belasten. Viele der bedarfserhöhenden Faktoren, mit denen wir ständig konfrontiert sind, ob dies nun Umwelt- oder Arbeitsplatzbelastungen oder eine chronische Medikamenteneinnahme sind, lassen sich aber nicht einfach ausschalten. Ebenso ist unser Einfluss auf die Nahrungsqualität und damit ihren Gehalt an Vitalstoffen begrenzt.

Eine zunehmende Anzahl namhafter Wissenschaftler leitet hieraus bereits seit längerem die Schlussfolgerung ab, dass in solchen Fällen eine Ergänzung der täglichen Nahrung mit Vitalstoffen nicht nur vorteilhaft für die Gesundheit, sondern in Abhängigkeit von der jeweiligen Ernährungs- und Lebenssituation sogar notwendig ist, um nicht in ein Defizit zu geraten. Ein Vitalstoff-Produkt kann jedoch eine gesunde Ernährung nicht ersetzen bzw. eine ungesunde Ernährung nie vollständig korrigieren (Abb. 11), da diese Tausende von Vitalstoffen aufweist, die in einem Vitalstoffprodukt so niemals enthalten sein können. Letztlich ist es die Kombination von beidem, die eine optimale Versorgungslage herstellen und damit dazu beitragen kann, Alterungsprozesse und chronische Erkrankungen möglichst lange herauszuzögern. Ebenso sollte in diesem Zusammenhang ausdrücklich darauf hingewiesen werden, dass die Schadwirkungen von Alkohol und Zigaretten durch zusätzliche Nährstoff-Gaben zwar abgeschwächt werden können. Doch Vitalstoff-Produkte allein sind nicht in der Lage, bei einem Missbrauch die toxischen Effekte dieser Genussmittel zu kompensieren und letztlich Erkrankungen, wie z.B. Lungenkrebs oder Leberzirrhose, zu verhindern.

Wenngleich die orthomolekulare Empfehlung „Gesunde Ernährung + Ergänzung mit einem Vitalstoff-Produkt" für unsere heutigen Lebensbedingungen logisch bzw. rational nachvollziehbar ist und zunehmende Akzeptanz unter fortschrittlichen Behandlern und einem großen Teil der Bevölkerung, die bereits danach handeln, findet, so hat auch dieses Konzept, wie alles, was neu ist und nicht mit den althergebrachten Vorstellungen übereinstimmt, mit Widerständen zu kämpfen. Diese kommen aber nicht nur aus dem Lager der etablierten Wissenschaftler. Auch von politischer Seite ist die Befürwortung einer umfassenden Supplementierung mit Vitalstoffen kaum denkbar, käme sie doch dem Eingeständnis gleich, dass unsere Nahrung minderwertig und unsere Umwelt mit Schadstoffen belastet ist. V.a. die DGE beharrt dementsprechend in ihren Mitteilungen nach wie vor auf der Ansicht, dass grund-

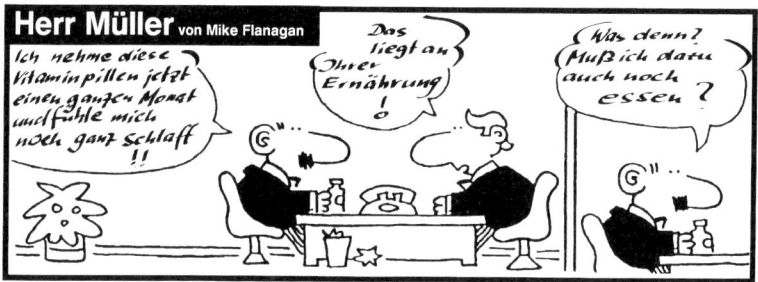

Abb. 11: aus Medical Tribune Nr. 45 vom 6.11.1998

sätzlich eine Ergänzung der Nahrung mit Vitalstoffen nicht notwendig ist. Was dabei aber oft untergeht: Selbst die DGE bezieht sich in ihren Empfehlungen bzw. Referenzwerten nur auf Gesunde und schließt die zahlreichen erwähnten Risikogruppen von dieser Aussage aus. Zudem werden von der DGE 5 Portionen Obst und Gemüse / Tag für eine vollwertige Ernährung vorgesehen - eine Menge, die für die wenigsten in ihrem Alltag kontinuierlich realisierbar sein dürfte. Die Feststellung der DGE, dass eine ausgewogene Ernährung zur Deckung des Vitalstoff-Bedarfs reicht, gilt daher weder für die Millionen chronisch Kranken, die z.B. an Diabetes, Rheuma oder Krebs leiden, noch für die berufstätige, unter vielfältigem Stress lebende Stadtbevölkerung, sondern für einen eher seltenen Fall: einen gesunden Menschen, der in einer gesunden Umwelt lebt, keine oder nur wenig Genussmittel konsumiert, und die Möglichkeit hat, frische und unbelastete Lebensmittel zu sich zu nehmen.

Andere Länder haben im Gegensatz zu Deutschland das Problem bereits besser erkannt bzw. mehr Sinn für die Realität entwickelt, indem sie Lebensmittel mit besonders kritischen Vitalstoffen anreichern. So werden z.B. Getreideprodukte in den USA seit Anfang 1998 obligatorisch mit Folsäure angereichert. Dies soll dazu verhelfen, das Risiko für angeborene Missbildungen (Kap. 2.4.1) zu reduzieren. In Ungarn wird seit Mitte 1998 das Grundnahrungsmittel Brot mit den Herzschutzvitaminen Folsäure, Vitamin B_6 und B_{12} angereichert.

Vitalstoffe arbeiten im Stoffwechsel zusammen wie die Zahnräder einer Uhr.

4. Vitalstoffe - einzeln oder in Kombination ?

4.1. Über die Ergänzungswirkung von Vitalstoffen

Wenn die Wirkungen von Vitalstoffen im Körper in ihrer Gesamtheit beschrieben werden sollen, so wird oft der Vergleich mit einem Orchester herangezogen. Nur wenn alle Orchestermitglieder bzw. -instrumente mitspielen und die richtigen Töne treffen, klingt das Musikstück optimal. Ähnlich verhält es sich mit den Vitalstoffen. Vitalstoffe arbeiten im Stoffwechsel zusammen und ergänzen sich in ihrer Wirkung. Betrachtet man z.b. das Herz-Kreislauf-System, so trägt eine Vielzahl von Vitalstoffen dazu bei, die Gesundheit bzw. Funktionen dieses wichtigen Organsystems aufrechtzuerhalten: Vitamin C stabilisiert die Gefäßwände, Vitamin E verhindert, dass Cholesterin durch freie Radikale in gefäßschädigendes oxidiertes Cholesterin umgewandelt wird, Vitamin B_6, B_{12} und Folsäure haben die Aufgabe, das ebenfalls gefäßschädigende Stoffwechselprodukt Homocystein aus dem Blut zu eliminieren, Magnesium sorgt für einen normalen Blutdruck, Carnitin und Coenzym Q10 sind für die Pumpleistung des Herzens und Omega-3-Fettsäuren für eine gute Durchblutung zuständig.

Bei anderen Organsystemen ist es ähnlich: So sind die komplexen Immunvorgänge, die dem Schutz vor Infektionen sowie der Erkennung und Eliminierung von Tumorzellen dienen, nicht allein von Vitamin C, sondern u.a. von ausreichenden Mengen an Zink, Selen, Kupfer und den Vitaminen A, D und E abhängig.

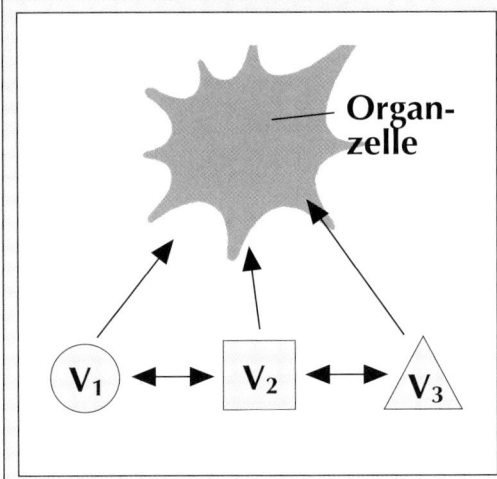

Abb. 12: Ergänzungswirkung von Vitalstoffen
Unsere Körperzellen benötigen für ihre verschiedenen Funktionen ein breites Spektrum an Vitalstoffen (V1 - V3). Vitalstoffe stehen zudem aber auch untereinander in Verbindung, d.h. die Wirkung eines Vitalstoffs ist immer von einem oder mehreren anderen Vitalstoffen abhängig.

Darüber hinaus stehen Vitalstoffe, wie die Zahnräder eines Uhrwerks, untereinander in Verbindung, indem ein Vitalstoff von einem anderen in seiner Wirkung gefördert oder unterstützt wird bzw. ohne seine Anwesenheit gar nicht aktiv werden kann. So fördert Vitamin C die Wirkung von Vitamin D, Vitamin D fördert die Resorption von Calcium im Darm, Calcium wiederum kann nur in den Knochen eingebaut werden, wenn ausreichend Vitamin K zur Verfügung steht. Ein weiteres Beispiel ist Vitamin B_6. Vitamin B_6 kann im Körper erst aktiv werden, wenn genug Vitamin B_2 und Magnesium aufgenommen werden (Abb. 12).

Hieraus ergibt sich, dass die Anwendung eines einzelnen Vitalstoffs zur Ergänzung der täglichen Nahrung, die ja natürlicherweise auch keine einzelnen Vitalstoffe isoliert enthält, keinen Sinn macht. Erst eine breite Palette deckt die Bedürfnisse des Körpers in adäquater Weise ab. Praktisch bedeutet das: Ein Vitalstoff-Produkt zur Erhaltung oder Förderung der psychischen und physischen Leistungsfähigkeit bzw. Vitalität sollte am besten alle Vitamine, essentiellen Mineralstoffe und Spurenelemente sowie Omega-3-Fettsäuren in angemessener Dosierung enthalten, d.h. es sollte komplex zusammengesetzt sein.

Werden spezielle Anforderungen an ein Vitalstoff-Produkt gestellt, z.B.

in der Form, dass es besonders Herz- und Gefäßerkrankungen vorbeugen soll, so sollten zusätzlich Carnitin und Coenzym Q10 enthalten sein. Diese beiden Vitaminoide stärken die Herzleistung. Wird ein besonders immunstärkender Einfluss gewünscht, so sollte neben den essentiellen Vitalstoffen v.a. auf einen ausreichend hohen Vitamin C- und Zink-Gehalt geachtet werden.

4.2. Situationen, in denen die Gabe einzelner Vitalstoffe sinnvoll oder notwendig ist

4.2.1. Wenn einzelne Vitalstoffe fehlen

Zuweilen gibt es Situationen, in denen die hochdosierte Gabe eines bestimmten Vitalstoffs vernünftig oder notwendig ist. Dies gilt z.B. dann, wenn ein isolierter Mangel an einem einzelnen Vitamin oder Mineralstoff festgestellt wird. Meist liegen isolierten Vitalstoff-Mängeln spezielle Erkrankungen zugrunde. Ein Beispiel hierfür ist die perniziöse Anämie. Die perniziöse Anämie ist eine Erkrankung der roten Blutkörperchen, die bei einer Schädigung der Magenschleimhaut auftreten kann. Ist die Magenschleimhaut geschädigt, so ist sie nicht mehr in der Lage, eine bestimmte Substanz (Intrinsic Factor), die zur Resorption von Vitamin B_{12} im Darm benötigt wird, herzustellen. Das Vitamin kann dementsprechend nicht mehr vom Körper aufgenommen werden, und es entsteht ein isolierter Vitamin B_{12}-Mangel, der die Bildung der roten Blutkörperchen beeinträchtigt.

Einige Erkrankungen können auch dazu führen, dass bestimmte Nährstoffgruppen ins Defizit geraten. Hierzu gehört u.a. die Pankreasinsuffizienz. Bei der Pankreasinsuffizienz ist primär die Fettverdauung und -resorption gestört. Da die fettlöslichen Vitamine A, D, E und K gemeinsam mit dem Nahrungsfett resorbiert werden, ist in diesem Fall die Aufnahme dieser Vitalstoffe vermindert. Ähnliches trifft für andere Erkrankungen, die mit Resorptionsstörungen einhergehen, wie z.B. entzündliche Darmerkrankungen, zu. Bei solchen Erkrankungen muss vor einer Vitalstoff-Gabe durch Laboruntersuchungen festgestellt werden, welche Vitalstoffe fehlen und in welcher Dosierung sie zuzuführen sind.

4.2.2. Vitalstoffe als Arzneimittel

Viele Vitalstoffe entfalten in höheren als für die Ernährung notwendigen Dosierungen pharmakologische, d.h. Arzneimittelwirkungen. Sie werden daher auch einzeln bei bestimmten Krankheitsbildern eingesetzt, so z.b. Vitamin E bei Rheuma, Zink bei chronischen Hauterkrankungen, Biotin gegen brüchige Fingernägel, Vitamin B_6 beim Prämenstruellen Syndrom (PMS) oder neuerdings Vitamin B_2 bei Migräne.

Werden einzelne Vitalstoffe in hoher Dosierung eingenommen, so kann es langfristig zu unerwünschten Wechselwirkungen mit anderen Vitalstoffen kommen (Abb. 13). So kann z.b. eine längere Einnahme hoher Zink-Mengen die Kupfer-Resorption stören. Ebenso können sehr hohe Vitamin E-Mengen den Vitamin K-Haushalt beeinträchtigen, kann eine hohe Calcium-Zufuhr die Zink- und Eisen-Resorption stören, eine Eisen-Gabe die Zink-Resorption vermindern oder eine übermäßige Vit-

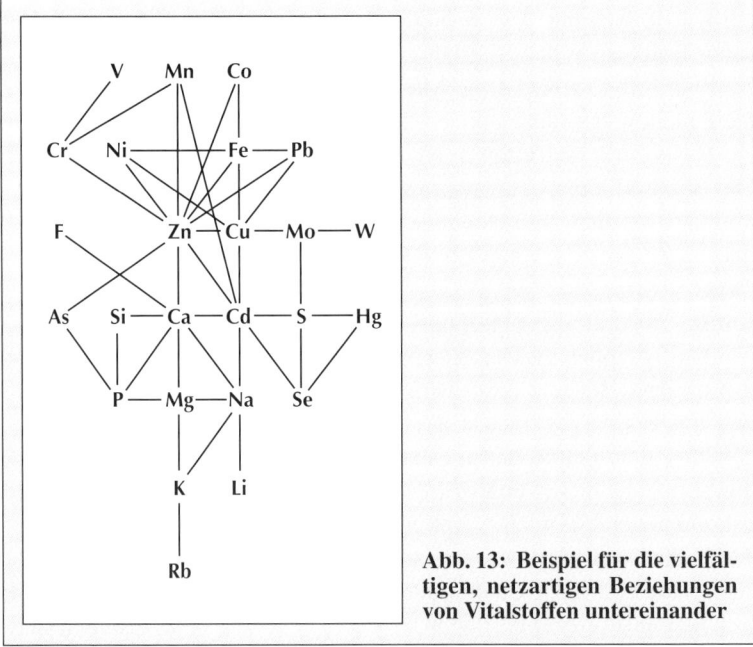

Abb. 13: Beispiel für die vielfältigen, netzartigen Beziehungen von Vitalstoffen untereinander

amin D-Aufnahme die Calcium-Resorption so stark steigern, dass hierdurch die Magnesium- und Kalium-Bilanz verschlechtert wird. Durch die Gabe eines einzelnen Vitalstoffs kann damit letztlich ein Defizit an einem oder mehreren anderen Vitalstoffen provoziert werden.

Solche unerwünschten Interaktionen zwischen Nährstoffen treten wohlgemerkt nur auf, wenn Vitalstoff-Produkte eingenommen werden, die einzelne Substanzen in sehr hoher Dosierung enthalten, nicht aber bei einem komplexen Vitalstoff-Produkt, das alle Vitamine, Mineralstoffe und Spurenelemente in ausgewogener Dosierung und einem physiologischen Verhältnis zueinander enthält. Werden einzelne Vitalstoffe zu therapeutischen Zwecken angewandt, so empfiehlt es sich daher, um ein Ungleichgewicht zwischen den Nährstoffen im Körper zu verhindern oder abzuschwächen, zusätzlich zur Sicherung der Grundversorgung ein komplex zusammengesetztes Vitalstoff-Produkt einzusetzen.

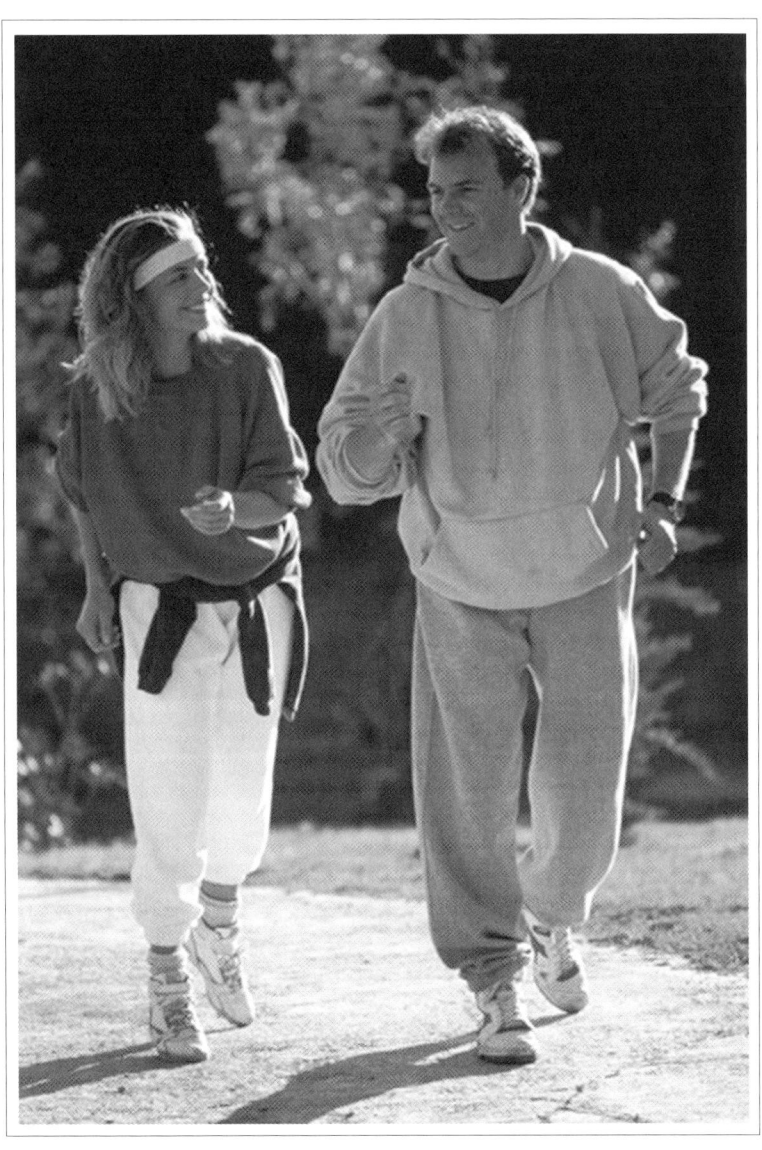

Vitalstoffe erhöhen nicht nur die Leistungsfähigkeit, sie tragen auch zum Schutz vor chronischen Erkrankungen bei.

5. Wie macht sich die Wirkung von Vitalstoffen bemerkbar ?

5.1. Vitamintabletten - nichts als teurer Urin ?

Jeder Mensch benötigt resultierend aus der Vielzahl an genetischen und Umweltfaktoren, denen er persönlich ausgesetzt ist und die den Vitalstoff-Bedarf in individueller Weise beeinflussen, eine unterschiedlich hohe Vitalstoff-Menge. Diese ist zudem, da die äußeren Bedingungen in ihrer Art und Ausprägung wechseln, nicht jeden Tag gleich. Der Vitalstoff-Bedarf eines Menschen lässt sich daher nicht in exakten Zahlen angeben, sondern nur grob abschätzen. Ebenso lässt sich die Aufnahme von Vitalstoffen aufgrund der in Abhängigkeit von Herstellung, Lagerung, Transport und Zubereitung der Lebensmittel stark schwankenden Nährstoffgehalte nicht genau berechnen. Daraus ergibt sich automatisch, dass man vermutlich nie seine individuell optimale Vitalstoff-Menge aufnimmt, sondern je nach Ernährungsgewohnheiten bzw. Vitalstoffgehalt der angebotenen Lebensmittel oft mehr oder weniger darunter und im Falle einer ausgewogenen Ernährung und einem ausreichend hoch dosierten Vitalstoff-Produkt etwas darüber liegt.

Dabei ist die leicht erhöhte Vitalstoff-Zufuhr logischerweise der empfehlenswerte Weg, da nur damit der Körper die Möglichkeit erhält, diejenige Vitalstoff-Menge im Stoffwechsel zu verwerten, die er auch wirklich braucht. Der „überschüssigen" Vitalstoffe entledigt sich der Organismus, indem sie im Darm gar nicht erst resorbiert oder über den Urin wieder ausgeschieden werden. Diese Ausscheidung von Vitalstoffen mit dem Urin veranlasst immer wieder Behandler zu der Äußerung, dass man mit Vitamintabletten lediglich teuren Urin produziere. Doch lassen sich solche „Vitalstoff-Verluste" leicht akzeptieren, wenn man dafür weiß, dass der Organismus auf diese Weise sicher mit allen Vitalstoffen in ausreichender Menge versorgt ist.

Darüber hinaus ist es ein Irrtum zu glauben, dass alle mit dem Urin ausgeschiedenen Vitalstoffe verschwendete Vitalstoffe sind. So stellt z.B. in den Harntrakt gelangendes Vitamin C nach Linus Pauling einen Schutz vor Blaseninfekten und Blasenkrebs dar. Ebenso erfüllen zahlreiche der im Darmlumen verbleibenden, nicht resorbierten Vitalstoffe eine wichtige Aufgabe. Denn in den tieferen Dickdarmabschnitten entstehen durch die Abbautätigkeit der Darmflora und durch angesammelte Nahrungsschadstoffe große Mengen an freien Radikalen. Um diese neutralisieren zu können, müssen im Darm genügend nicht resorbierte, antioxidativ wirksame Vitalstoffe, wie v.a. Vitamin C und Vitamin E, vorhanden sein. Hierbei handelt es sich um einen körpereigenen Schutzmechanismus, um Darmkrebs zu verhüten. Auch nicht resorbiertes Calcium hat in diesem Zusammenhang eine Funktion, indem es bestimmte Umwandlungsprodukte von Gallensäuren, die als krebserregend gelten, bindet und unschädlich macht. Das Fazit muss daher lauten: Vitalstoff-Produkte liefern keinen teuren Urin (oder Stuhl), sondern wertvolle Wirk- und Schutzsubstanzen für alle Teile des Körpers einschließlich Darm und Blase.

5.2. Vitalstoffe und Vitalität

Die Wirkungen von Vitalstoffen kommen bei regelmäßiger und ausreichender Aufnahme sowohl kurz- bis mittelfristig als auch langfristig zum Tragen. Bei den kurz- bis mittelfristigen Effekten sind es unterschiedliche Befindensstörungen sowie spezielle Symptomatiken, wie v.a. eine erhöhte Infektanfälligkeit oder das Prämenstruelle Syndrom, die durch Vitalstoffe gebessert werden können.

5.2.1. Befindensstörungen

Vitalstoffe nehmen in vielfältiger Weise Einfluss auf unser geistiges, seelisches und körperliches Befinden. Dadurch, dass sie, wie z.B. die

B-Vitamine und Vitamin C, für die Synthese von Nervenüberträgerstoffen benötigt werden und in Prozesse der Reizübertragung und Sinneswahrnehmung (z.b. Kalium, Zink) eingebunden sind, sind sie für unser Konzentrationsvermögen, unser seelisches Gleichgewicht und einen normalen Schlaf unentbehrlich. Viele Vitalstoffe, wie z.B. Vitamin C, Carnitin und Magnesium, sind zudem am Energiestoffwechsel beteiligt und damit für die physische und psychische Leistungsfähigkeit von größter Bedeutung. Es ist daher nicht weiter verwunderlich, wenn sich Vitalstoff-Defizite aufgrund der funktionellen Beeinträchtigung nervaler und energieliefernder Reaktionen in Befindensstörungen, wie z.B. Müdigkeit, körperlicher Schwäche, Schlafstörungen, Stress-Intoleranz und Verstimmungszuständen äußern. Solche Befindensstörungen sprechen gut auf Vitalstoff-Gaben an.

Lassen sich Befindensstörungen durch zusätzliche Vitalstoffe nicht bessern, so kommen hierfür zwei Erklärungen in Betracht. Der Symptomatik liegt eine andere Ursache zugrunde als ein Nährstoffdefizit oder die bisherige Vitalstoff-Menge reicht nicht aus, um eine optimale Versorgungssituation zu gewährleisten. Untersuchungen an Patienten, bei denen kein Hinweis auf eine organische Erkrankung vorlag, die aber an unterschiedlichen therapieresistenten Befindensstörungen litten, haben gezeigt, dass viele der Beschwerden, die durch ein Multivitaminpräparat nicht gelindert werden konnten, nach Einnahme eines höher dosierten orthomolekularen Vitalstoff-Produktes nahezu verschwanden. Zu diesen Symptomen zählten v.a. Nervosität, Energielosigkeit, Magen-Darm-Beschwerden, Kopfschmerz, Muskelkrämpfe, Reizbarkeit, Müdigkeit und Konzentrationsstörungen.

5.2.2. Infekte

Vitalstoffe sind keine Medikamente wie Aspirin oder Antibiotika. Ihre Wirkung lässt sich daher nicht mit diesen vergleichen. Während synthetische Pharmaka gezielt bestimmte Krankheitssymptome unterdrükken, wirken Vitalstoffe physiologisch, indem sie den Körper in die Lage versetzen, sich selber zu helfen. Auf einen Infekt übertragen bedeutet dies, dass Antibiotika die Keime abtöten und Aspirin zusätzlich das Fieber für einen bestimmten Zeitraum senkt, Vitalstoffe hingegen die Voraussetzung dafür schaffen, dass die zur Abtötung der Krankheitser-

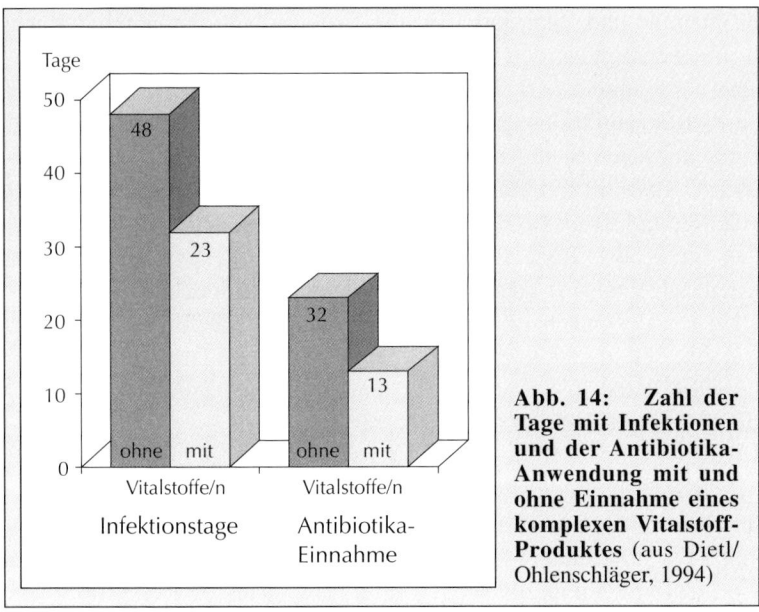

Abb. 14: Zahl der Tage mit Infektionen und der Antibiotika-Anwendung mit und ohne Einnahme eines komplexen Vitalstoff-Produktes (aus Dietl/ Ohlenschläger, 1994)

reger notwendigen körpereigenen Abwehrvorgänge optimal mobilisiert werden. Dies schließt allerdings ein, dass Vitalstoffe - im Gegensatz zu Antibiotika - keine unmittelbare Wirkung zeigen, da es eine Weile dauert, bis das Immunsystem mit der Vermehrung von Immunzellen und der Synthese körpereigener Abwehrstoffe verstärkt reagiert hat. Der Infekt kann aber durch zusätzliche Vitalstoff-Gaben trotzdem abgekürzt oder abgeschwächt werden.

Werden Vitalstoffe vorbeugend genommen, so dass bei einem drohenden Infekt die Speicher gefüllt sind, so kann der Ausbruch des Infekts oft verhindert werden, da das Immunsystem bereits frühzeitig optimal funktioniert. Umfassende Untersuchungen an älteren Menschen haben hierzu gezeigt, dass durch den Einsatz eines komplexen Vitalstoff-Produktes eine deutliche Verbesserung von Immunfunktionen mit Verminderung der Infektanfälligkeit, Abnahme der Krankheitstage und Verkürzung der notwendigen Antibiotika-Therapie zu erreichen ist (Abb. 14). Bei Hochleistungssportlern konnten durch die Gabe eines komplexen Vitalstoff-Produkts in orthomolekularer Dosierung infektbedingte Trainingsausfallzeiten verringert werden (Abb. 15).

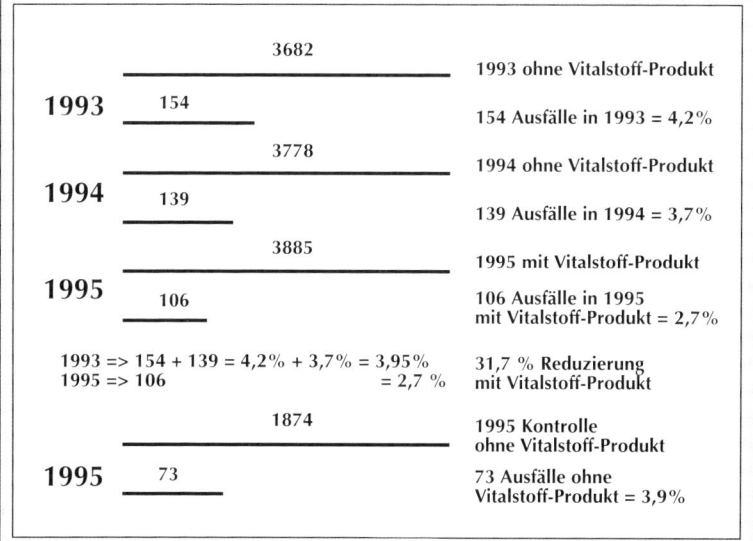

Abb. 15: **Einfluss von Vitalstoffen auf infektbedingte Trainingsausfälle bei Sportlern** (Alf, 1995)

5.2.3. Prämenstruelles Syndrom (PMS)

Das Prämenstruelle Syndrom (PMS) ist gekennzeichnet durch etwa 6-10 Tage vor der Regelblutung einsetzende körperliche und psychische Beschwerden (z.B. Schmerzen in der Brust, Depressionen, Nervosität, Ödeme, Schlafstörungen), die nach Beginn der Menstruation relativ rasch wieder abklingen. Bei 30-40% aller Frauen sind diese so stark, dass ihr Allgemeinbefinden dadurch stark beeinträchtigt ist. Über die Ursachen des PMS lassen sich noch keine endgültigen Aussagen machen. Allerdings deutet vieles darauf hin, dass Wechselwirkungen zwischen Hormonen und Vitalstoffen eine zentrale Rolle spielen und ein ausgeglichener Vitalstoff-Haushalt hormonelle Verschiebungen, die an der Symptomatik beteiligt sind, abschwächt. Gestützt wird diese Vermutung durch klinische Studien, die dokumentieren, dass komplexe Vitalstoff-Produkte in orthomolekularer Dosierung zu einer merklichen Besserung prämenstrueller Beschwerden führen.

5.3. Mit Vitalstoffen chronischen Erkrankungen vorbeugen

Neben der kurz- bis mittelfristigen Komponente, die sich v.a. in einer verbesserten physischen und psychischen Leistungsfähigkeit und verringerten Infektanfälligkeit äußert, gibt es eine Vielzahl von Hinweisen dafür, dass durch Vitalstoff-Gaben langfristig positive Wirkungen auf die Gesundheit erzielt werden können. Diese bestehen in der Vorbeugung vorzeitiger Alterungsprozesse und chronischer Erkrankungen, wie v.a von Herz-Kreislauferkrankungen (Herzinfarkt, Arteriosklerose) sowie von Krebs, also denjenigen Krankheitsbildern, die gemeinhin als Volksleiden oder Zivilisationskrankheiten bezeichnet werden. Dabei beinhaltet der Begriff Vorbeugung nicht nur die Aufrechterhaltung eines guten Gesundheitszustandes, sondern auch das Vermeiden eines Fortschreitens der Erkrankung.

Herz-Kreislauf-Erkrankungen mit ihren schwerwiegenden Folgeerscheinungen, dem Herzinfarkt und Schlaganfall sowie Krebs, stehen in den westlichen Industrieländern an der Spitze der Todesursachen. In Deutschland machen Herzerkrankungen 50% und Krebs 25% aller Todesfälle aus. Beide Erkrankungsbilder stellen jedoch kein unausweichliches Schicksal dar, sondern werden zu einem großen Teil durch falsche Ernährung provoziert - eine Ernährung, die zu kalorienreich, zu fett, zu süß, zu salzig und zu Vitalstoff-arm ist. Die volkswirtschaftlichen Kosten, die das Gesundheitswesen allein für solche ernährungsbedingten Krankheiten aufbringen muss, belaufen sich auf 150 Mrd. DM jährlich.

Welche herausragende Bedeutung einer optimalen Vitalstoff-Zufuhr zur Vorbeugung der großen Volkskrankheiten zukommt, ergibt sich bereits aus deren physiologischen Wirkmechanismen. Vitalstoffe schützen vor Krebs, indem sie Erbgutveränderungen (Mutationen), die zu bösartigem Zellwachstum führen können, helfen zu verhindern. Besonders die Antioxidantien haben hier eine wichtige Aufgabe, da an über 90% aller Mutationen und zum Krebs führender Ereignisse freie Radikale ursächlich beteiligt sind. Zusätzlich tragen Vitalstoffe über eine Stärkung des Immunsystems dazu bei, dass entstandene Krebszellen durch die körpereigene Abwehr effektiv eliminiert werden. Zahl-

Tab. 8: Rolle der Ernährung bei Krebsentstehung und -prävention
(H. P. Bartram, 1997)

Tumorart	fördernde Faktoren	protektive Faktoren
Lunge	Tabak	Carotinoide, Vitamin A, C, E, Selen
Mamma	Fett evtl. Alkohol	Obst, Vitamin C, Selen evtl. Vitamin A und E
Prostata	Fett	Gemüse
Harnblase	fragl. Tabak und Kaffee	β-Carotin, evtl. Vitamin E, Selen
Ovarien	Fett, Fleisch	Obst, Gemüse
Uterus (Zervix)	unklar	Carotinoide, Vitamin C und E
Mundboden, Larynx Ösophagus	Tabak, Alkohol	Gemüse, Obst β-Carotin, Vitamin A, C
Magen	Kochsalz, Nitrat, Nitrit	β-Carotin, Selen, Vitamin C, E
Kolon	Fett, Fleisch	Ballaststoffe, Stärke evtl. Fischöle (n-3 FS), Calcium, evtl. Vitamin C, D, Selen
Pankreas	evtl. Fett, Fleisch fragl. Alkohol	Obst, Gemüse

reiche Untersuchungen belegen mittlerweile die krebsprotektive Wirkung von Vitalstoffen. So konnte eine umgekehrte Beziehung zwischen der Zufuhr einer vitalstoffreichen Ernährung bzw. bestimmter Vitalstoffe und dem Krebsrisiko beim Menschen sowie zwischen dem Blutspiegel an bestimmten Vitalstoffen und dem Krebsrisiko festgestellt werden. Ferner wurde der krebsvorbeugende Effekt bestimmter Vitalstoffe sowohl tierexperimentell als auch in umfangreichen Studien am Menschen nachgewiesen (Tab. 8).

Ähnliches gilt für den Bereich der Herz-Kreislauf-Erkrankungen. Vitalstoffe üben einen günstigen Einfluss auf verschiedene Herz- und Gefäßrisikofaktoren aus. Vitamin C reduziert die Cholesterinwerte, Vitamin-

Tab. 9: Verringerung der Sterblichkeit nach Einnahme von Multivitamin + Vitamin C + Vitamin E nach 10 Jahren
(aus Dietl/Ohlenschläger, 1994)

	Krebs	Herzerkrankungen	Gesamt
Männer	-22%	-42%	-35%
Frauen	-15%	-20%	-10%

E verhindert, dass Cholesterin durch freie Radikale in seine oxidierte, gefäßschädigende Form umgewandelt wird. Vitamin B_6, Folsäure und Vitamin B_{12} führen zur Senkung des ebenfalls gefäßschädigenden Stoffwechselzwischenprodukts Homocystein. Fischöle bewirken eine Verminderung erhöhter Fibrinogen- und Triglyceridwerte im Blut, wodurch die Durchblutungsverhältnisse verbessert werden. Vitalstoffe, wie v.a. Vitamin C und Flavonoide, stärken zudem Herz und Gefäße in ihrer Struktur und Funktion. Für Herz- und Gefäßleiden konnte bei einer vitalstoffreichen Ernährung eine verringerte Erkrankungshäufigkeit beobachtet werden. Umgekehrt besteht bei niedrigen Blutkonzentrationen an bestimmten Vitalstoffen ein erhöhtes Risiko für Herzerkrankungen. Bei Personen mit langfristiger regelmäßiger hochdosierter Einnahme von Vitalstoffen konnte in umfassenden Untersuchungen eine verringerte Sterblichkeit, die sich auf eine Lebensverlängerung von mindestens 6 Jahren hochrechnen lässt, festgestellt werden (Tab. 9). Darüber hinaus existieren auch bereits direkte Nachweise für die Arteriosklerose hemmende Wirkung von Vitalstoffen. So wurde in einer Studie bei Herzpatienten mit und ohne Vitalstoff-Gabe der mittlere Gefäßdurchmesser der Herzkranzgefäße mit Hilfe der quantitativen Koronarangiographie gemessen. Dabei zeigte sich, dass durch die hochdosierte Gabe antioxidativ wirksamer Vitalstoffe die Entwicklung arteriosklerotischer Gefäßverengungen verzögert werden kann.

Aus all diesen und anderen Studienergebnissen kann man folgern, dass eine umfassende und reichhaltige Vitalstoff-Versorgung langfristig einen positiven Einfluss auf die Entwicklung von Herz-Kreislauf-Erkrankungen und Krebs hat. Und dies gilt nicht nur für Gesunde, sondern auch für Krebs-Kranke und Patienten, die bereits an Herz- und Gefäßerkrankungen leiden oder sogar schon einen Herzinfarkt hinter sich haben. Doch Vitalstoffe können noch mehr. Denn wenngleich Herz-/ Gefäß- und Krebserkrankungen die wichtigsten Todesursachen darstellen und Möglichkeiten zu ihrer Prävention durch eine Nahrungsergänzung mit Vitalstoffen nach heutigem Kenntnisstand eine zentrale Rolle für die Volksgesundheit spielen dürften, so muss doch auch erwähnt werden, dass Vitalstoffe letztlich alle Zellen und Gewebe schützen und damit vermutlich ebenfalls zum Schutz vor zahlreichen anderen chronischen Erkrankungen beitragen.

Dies betrifft z.B. das Krankheitsbild der Osteoporose (Knochenschwund). Die Osteoporose ist durch einen gestörten Knochenaufbau und eine Verringerung der Knochenmasse gekennzeichnet. In Deutschland gibt es ca. 6 Millionen Osteoporose-Kranke. Hierbei handelt es sich vorwiegend um ältere Menschen. Gefürchtete Komplikationen der Osteoporose sind Oberschenkelhals- und Wirbelbrüche, die in vielen Fällen zur Invalidität und ständigen Pflegebedürftigkeit führen. Auch die Osteoporose ist eine ernährungsabhängige Erkrankung, die v.a. dann entsteht, wenn die Vitalstoffe, die zum Knochenaufbau benötigt werden (v.a. Calcium, Vitamin C, D, K und Spurenelemente) nicht ausreichend aufgenommen werden. Untersuchungen haben gezeigt, dass sich durch die Gabe von am Knochenaufbau beteiligten Vitalstoffen der altersbedingte Knochenverlust bei älteren Menschen aufhalten lässt.

Ein weiteres Beispiel sind altersbedingte Augenerkrankungen, wie v.a die altersabhängige Makuladegeneration. Hinter dieser Bezeichnung verbirgt sich eine chronische Erkrankung der Netzhaut, die die häufigste Ursache für Altersblindheit in den Industrieländern darstellt. Die Entwicklung der altersabhängigen Makuladegeneration steht mit einer erhöhten Belastung des Auges mit freien Radikalen (v.a. durch UV-Strahlen) in Zusammenhang. Verschiedene Untersuchungen deuten darauf hin, dass eine reichliche Zufuhr antioxidativ wirksamer Vitalstoffe, darunter v.a. der Carotinoide Lutein und Zeaxanthin, der Erkrankung vorbeugen oder ihren Verlauf günstig beeinflussen können.

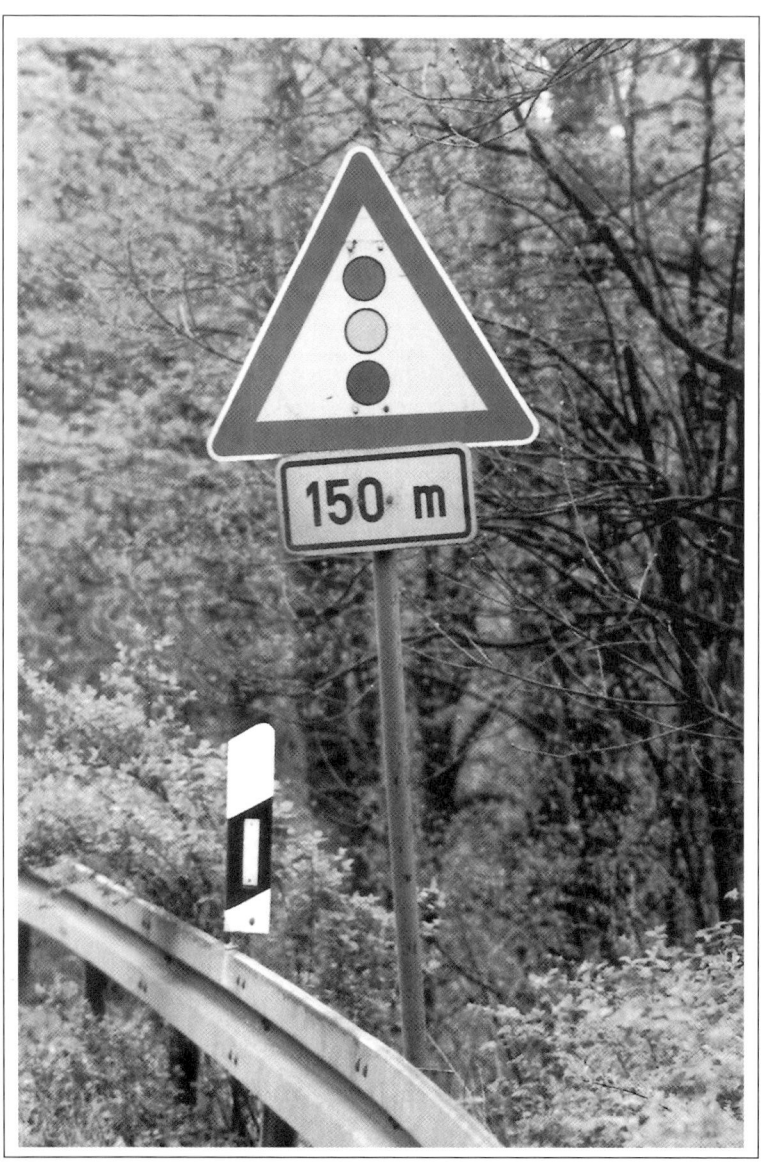

Vitalstoffe sind sehr sichere Substanzen. Nur bei langfristig stark überhöhter Dosierung können bei einigen Nebenwirkungen auftreten.

6. Kann es bei der Einnahme von Vitalstoffen zu Nebenwirkungen kommen?

6.1. Vitalstoffe - der sichere Weg zur Gesundheit

„*Heute verfügen die Ärzte zunehmend über hochwirksame Arzneimittel, die sie mit großer Sorgfalt verordnen und verabreichen müssen. Nach meiner Überzeugung übertreiben sie diese Vorsicht jedoch im Hinblick auf die Vitamine. Vitamine sind Nährstoffe. Sie haben nur selten irgendwelche Nebenwirkungen, und die Nebenwirkungen sind selten ernst.*", so Linus Pauling in seinem Buch „Das Vitaminprogramm".

In der Tat müssen Vitamine extrem überdosiert werden, um überhaupt irgendwelche toxischen Effekte zu erzeugen. Selbst bei den fettlöslichen Vitaminen A und D, bei denen oft in der Öffentlichkeit Ängste vor einer Überdosierung geschürt werden, bedarf es eines Vielfachen des empfohlenen Tagesbedarfs, um in Bereiche eventueller Nebenwirkungen zu gelangen (Tab. 10 u. 11). Solche Dosierungen sind aber auch in höher dosierten komplexen Vitalstoff-Produkten nicht enthalten.

Interessant und aufschlussreich für das allgemeine Verständnis eventueller Vitalstoff-Nebenwirkungen ist der Fall von Vitamin B_6. Der tägliche Vitamin B_6-Bedarf wird von der DGE mit 2 mg angegeben. In den 80-er Jahren wurden nach einer mehrmonatigen Verabreichung von

Tab. 10: Sicherheit von Vitaminen (aus Dietl, Ohlenschläger, 1994)

Vitamine	Zufuhr-empfehlung/Tag	Sichere Dosis (bei Dauereinnahme)	Sicherheits-faktor
Fettlösliche			
Vitamin A	1,0 mg (3.330 I.E.)	7,5 mg (25.000 I.E.)*	7
Vitamin D	5 µg (200 I.E.)	25-50 µg (1.000 I.E.)**	5
Vitamin E	12 mg	800 mg	70
Vitamin K	80 µg	4000 µg	60
Wasserlösliche			
Vitamin C	75 mg	mind. 5.000 mg (5 g)***	70
Vitamin B_1	1,6 mg	300 mg	188
Vitamin B_2	1,8 mg	1.000 mg	550
Vitamin B_3	18 mg	1.000 mg	50
Vitamin B_6	2 mg	mind. 200 mg	100
Folsäure	0,3 mg	400 mg	1300
Vitamin B_{12}	3 µg	mind. 1.000 µg	300
Biotin	0,1 mg	140 mg	1400
Pantothensäure	6 mg	10.000 mg	1650

Anmerkungen:
* Schwangere sollten nicht mehr als 3 mg (10.000 I.E.) zu sich nehmen.
** Bei kontrollierter Behandlung (Überwachung) können höhere Dosierungen verwendet werden.
*** Weit höhere Dosierungen sind wahrscheinlich möglich. Höhere Dosierungen können Durchfall auslösen.

2.000-5.000 mg Nebenwirkungen in Form eines Taubheitsgefühls an den Füßen registriert. Diese Dosierung ist zweifellos sehr hoch. Was jedoch noch wichtiger ist: Namhafte Ernährungsexperten sind zu der Überzeugung gelangt, dass weniger die absolute Aufnahmemenge dieses Vitalstoffs, sondern ein relativer Mangel an Magnesium und Vitamin B_2 für diese Nebenwirkungen verantwortlich ist, denn Vitamin B_2 und Magnesium werden für die Aktivierung von Vitamin B_6 im Körper benötigt und müssen bei solch hohen Vitamin B_6-Mengen natürlich ebenfalls vermehrt zugeführt werden, damit alle Vitamin B_6-abhängigen Stoffwechselvorgänge reibungslos ablaufen können. Geschieht dies nicht, so reichert sich Vitamin B_6 in seiner inaktiven Form immer weiter an und kann so möglicherweise toxisch werden. Diese Zusammenhänge sprechen aber nicht gegen die Anwendung von Vitalstoffen,

Tab. 11: Toxikologische Kenndaten von Mineralstoffen
(Hahn et al., 1999)

Mineralstoff	DGE-Empfehlung	NOAEL*	LOAEL*
Calcium	900 mg	1.500	> 2.500
Phosphor	1400 mg	1.500	> 2.500
Magnesium	350 mg	700	nicht festgesetzt
Chrom (III)	50-200 µg	1.000	nicht festgesetzt
Kupfer	1,5 - 3 mg	9	nicht festgesetzt
Jod	200 µg	100	nicht festgesetzt
Eisen	10 mg	65	100
Mangan	2,5-5,0 mg	10	nicht festgesetzt
Selen	20-100 µg	200	910
Zink	15 µg	30	60

* No/Lowest Observed Adverse Effect Level

sondern liefern lediglich ein Argument für den Einsatz eines komplex zusammengesetzten Produkts.

6.2. Sieben Irrtümer über Vitamin C

Vitamin C ist eine der ungiftigsten Substanzen überhaupt. Die einzigen nennenswerten Nebenwirkungen bestehen in einer Magenunverträglichkeit, die jedoch nur bei Aufnahme auf nüchternen Magen auftritt und einem weichen Stuhl bei höheren Dosierungen. Trotzdem wurden gerade Vitamin C im Laufe der letzten Jahrzehnte mannigfaltige Nebenwirkungen angedichtet, die zwar jeweils in neueren Untersuchungen widerlegt wurden, nichtsdestotrotz allerdings bis heute in regelmäßigen Zeitabständen wiederholt, dadurch aber nicht richtiger werden.

♦ **Irrtum Nr. 1: Vitamin C zerstört Vitamin B_{12}**

Mitte der 70-er Jahre wurde in einer in vitro-Studie berichtet, dass die Zugabe von Vitamin C das Vitamin B_{12} in der Nahrung zerstört. Bei einer Überprüfung dieser Ergebnisse mit offiziell anerkannten Methoden zur Vitamin B_{12}-Bestimmung konnte keine negative Auswirkung von Vitamin C auf den Vitamin B_{12}-Gehalt von Lebensmitteln festgestellt werden. Folgestudien bestätigten, dass Vitamin C nicht zur Zerstörung von Vitamin B_{12} führt.

♦ **Irrtum Nr. 2: Vitamin C erhöht die Ausscheidung von Zucker (Glukose) über den Harn**

Dieser Irrtum stammt aus den 60-er Jahren. Doch bereits Anfang der 70-er Jahre stellte man fest, dass verschiedene Nachweisreaktionen für Glucose durch Vitamin C gestört werden. Bei Anwendung spezifischer Nachweisreaktionen konnte unter Vitamin C-Gabe keine verstärkte Zuckerausscheidung mit dem Urin gemessen werden.

♦ **Irrtum Nr. 3: Vitamin C macht Selen unwirksam**

Vitamin C kann Selen zwar unwirksam machen, jedoch nur, wenn es in anorganischer Form als Natrium-Selenit aufgenommen wird. Werden Vitamin C und organisch gebundenes Selen zusammen aufgenommen, so ergänzen sie sich in ihrer Wirkung bzw. fördert Vitamin C sogar die Verfügbarkeit und Verwertbarkeit von Selen. Deshalb sollte bei einem komplexen Vitalstoff-Produkt darauf geachtet werden, dass es organisch gebundenes Selen enthält.

♦ **Irrtum Nr. 4: Vitamin C verursacht Karies**

Viele Zahnärzte lehnen eine höhere Vitamin C-Aufnahme ab mit dem Argument, das Vitamin könne aufgrund seines sauren Charakters den Zahnschmelz zerstören. Dies ist jedoch nicht der Fall. Im Gegenteil: Vitamin C übt im Zahn- und Mundbereich lebenswichtige Funktionen aus und ist für den Aufbau von Dentin, Zahnfleisch und Kieferknochen unbedingt notwendig. Es gibt sogar Untersuchungen, die darauf hindeuten, dass Vitamin C durch eine Verringerung des Zahnbelages zur Kariesverhütung beiträgt.

♦ **Irrtum Nr. 5: Vitamin C beeinträchtigt die Eisen-Resorption**

Auch hier ist das Gegenteil richtig: Vitamin C fördert die Eisen-Resorption. Während Eisen aus Fleisch zu ca. 23% resorbiert wird, beträgt die Aufnahmerate dieses Spurenelements aus pflanzlicher Nahrung nur 3-8%. Vitamin C kann diese schlechte Resorptionsquote aus Obst und Gemüse bis um das Vierfache erhöhen. Dies ist v.a. für Vegetarier von Bedeutung, die zur Sicherung einer ausreichenden Eisen-Resorption besonders auf eine reichliche Vitamin C-Zufuhr achten sollten.

♦ **Irrtum Nr. 6: Vitamin C führt zu Nierensteinen**

Vitamin C wird im Organismus z.T. zu Oxalsäure, einem häufigen Bestandteil von Nierensteinen, abgebaut. Dies hat zu der Vermutung geführt, eine erhöhte Vitamin C-Aufnahme könnte über eine verstärkte Oxalsäuresynthese zu Nierensteinen führen. Das ist aber nicht so, da die Oxalsäurebildung im Organismus einer bestimmten Sättigungsgrenze unterliegt, d.h. bei steigender Vitamin C-Zufuhr nimmt die Oxalsäuresynthese nur noch unwesentlich zu. Vitamin C erhöht daher das Risiko einer Nierensteinbildung nicht. Lediglich Patienten, die an einer Hyperoxalurie leiden, das ist eine seltene, erblich bedingte Störung des Oxalsäurestoffwechsels, sollten mit Vitamin C vorsichtig sein. Bei ihnen wird aufgrund eines genetischen Defektes ohnehin zu viel Oxalsäure gebildet. Um jede zusätzliche Oxalsäurebelastung zu vermeiden, sollte hier auf höhere Vitamin C-Gaben verzichtet werden.

♦ **Irrtum Nr. 7: Vitamin C besitzt eine mutagene Wirkung**

Mit dieser Meldung schreckten nicht nur die Massenmedien, sondern auch medizinische Fachzeitschriften vor einiger Zeit ihre Leser auf. Ausgangspunkt war eine Studie, in der gemessen worden war, welchen Einfluss Vitamin C-Gaben beim Menschen auf die Entstehung von Erbgutschäden durch freie Radikale haben.

Das menschliche Erbgut der Zelle ist fortwährend durch Zigarettenrauch, Umweltgifte etc. schädigenden radikalischen Einflüssen ausgesetzt. Man schätzt, dass jede Zelle täglich 10.000 Angriffe durch freie Radikale abwehren muss. Dies geschieht mit Hilfe antioxidativ wirksamer Vitalstoffe wie z.B. Vitamin C. Allerdings schaffen es die Antioxidantien niemals, alle freien Radikale im Körper abzufangen, so dass ständig eine gewisse Menge an geschädigten Erbgutbestandteilen in Form bestimmter geschädigter Erbgut-Basen anfallen. Diese können unter bestimmten Bedingungen zu stärkeren Erbgutveränderungen (Mutationen) und in der Folge zur Bildung von Krebszellen führen.

In der betreffenden Studie wurde gemessen, wie sich die Konzentrationen zweier solcher radikalisch geschädigter Erbgut-Basen unter Verabreichung von Vitamin C verändern. Bei diesen Basen handelte es sich um Oxoguanin und Oxoadenin. Die Untersuchung ergab eine Erhöhung von Oxoadenin und eine Verminderung von Oxoguanin, woraus zu schließen war, dass Vitamin C gleichzeitig erbgutschützende und erbgutschädigende Einflüsse besitzen muss - ein eher rätselhaftes Ergebnis, das in der Presse auf eine erbgutschädigende Wirkung reduziert wurde.

Dabei wurde allerdings ein entscheidender Aspekt übersehen, nämlich dass das toxische Potential von Oxoguanin und Oxoadenin in Bezug auf die Entstehung ausgeprägter Erbgutveränderungen in Form von Mutationen unterschiedlich ist. So besitzt Oxoguanin eine starke mutagene Wirkung, Oxoadenin nur eine geringe mutagene Wirkung. Unter Berücksichtigung dieser Tatsache erscheinen die Ergebnisse in einem ganz anderen Licht: Denn die Vitamin C-Gaben hatten zur Verringerung der stark mutagenen bzw. potentiell krebserregenden Erbgut-Base und zur Erhöhung der schwach mutagenen und damit harmlosen Base geführt. Dies lässt sich insgesamt als Schutzwirkung gegen Mutationen und Krebs interpretieren – ein Befund, der mit vielen anderen Untersuchungen übereinstimmt, die für Vitamin C bislang eine krebshemmende und erbgutschützende Wirkung erbracht haben.

6.3. β-Carotin - erhöhtes Lungenkrebsrisiko für Raucher ?

Zigarettenrauch ist eine der wichtigsten Quellen für zell- und erbgutschädigende freie Radikale. Um diese in ausreichendem Maße zu entgiften, müssen erhöhte Mengen an Antioxidantien, wie v.a. Vitamin C,

E und β-Carotin, im Körper verfügbar sein. Der gesteigerte Verbrauch an diesen Substanzen spiegelt sich beim Raucher in erniedrigten Plasma-Spiegeln an Antioxidantien, darunter auch β-Carotin, wider. Diese Tatsache sowie die in zahlreichen Studien nachgewiesenen krebsschützenden Eigenschaften von β-Carotin waren der Anlass, die Wirkung dieses Vitalstoffs im Hinblick auf die Entstehung von Lungenkrebs näher zu untersuchen. Dies geschah in zwei Studien an 18.000 bzw. 29.000 Asbestarbeitern und langjährigen Rauchern im Alter von 50-69 Jahren. Das Ergebnis: In beiden Studien wurde in den Gruppen, die β-Carotin eingenommen hatten, eine leicht höhere Lungenkrebshäufigkeit registriert als in den Gruppen, die kein β-Carotin erhalten hatten.

Seither sind die Stimmen, die Raucher vor β-Carotin warnen, nicht mehr verstummt. Das Bundesinstitut für gesundheitlichen Verbraucherschutz und Veterinärmedizin (BGVV) gab Rauchern sogar die Empfehlung, auf β-Carotin-haltige Nahrungsergänzungen und Vitalstoff-Produkte zu verzichten. Der Sinn einer solchen Empfehlung muss aber aus einer Vielzahl von Gründen in Zweifel gezogen werden. So gab es von Anfang an genügend Wissenschaftler, die sich kritisch zum Ablauf und der Auswertung dieser Studien geäußert haben. Dies betraf z.B. die Auswahl der Studienteilnehmer, bei denen nicht überprüft worden war, ob sie zu Beginn überhaupt gesund waren oder ob nicht schon einige unerkannte Tumoren oder Krebsvorstufen in sich trugen, ein Faktor, der bei jahrzehntelangem Zigarettenkonsum hätte beachtet werden müssen.

Einige Fachleute stellten auch ernsthaft in Frage, dass sich Personen, die z.T. mehrere Jahrzehnte stark geraucht haben und davon zweifellos z.T. irreparable Vorschädigungen davongetragen haben, überhaupt als Teilnehmer für ein Projekt eignen, in dem die *vorbeugende* Wirkung einer Substanz überprüft werden soll. Ferner fanden in der Gesamtauswertung z.B. die Zahl der gerauchten Zigaretten/Tag und weitere Risikofaktoren, wie Alkoholaufnahme, keine Berücksichtigung. So ergab interessanterweise die Teilanalyse einer der Studien bei Teilnehmern, die weniger als 1 Packung Zigaretten/Tag rauchten und wenig Alkohol tranken, unter β-Carotin-Supplementation keinen signifikanten Anstieg des Lungenkrebsrisikos.

Als weiterer eklatanter Fehler, der bei der Studienanordnung ignoriert worden war, stellte sich heraus, dass in einer der Studien die Gruppe der Raucher und Trinker, denen β-Carotin verabreicht worden war, ein Jahr länger geraucht hatte als die Vergleichsgruppe ohne β-Carotin. Da die Häufigkeit von Lungenkrebs umso größer ist, je länger eine Person raucht, könnte auch hierin eine Erklärung für die Studienergebnisse liegen.

Insgesamt lassen diese mit zahlreichen Mängeln behafteten Studien sicherlich nicht die Aussage zu, dass β-Carotin für Raucher gefährlich ist, sondern höchstens die Schlussfolgerung, dass die isolierte Aufnahme eines oder weniger Nährstoffe nicht ausreicht, um die komplexen Schadwirkungen jahrzehntelangen Rauchens oder einer Asbestexposition rückwirkend aufzuheben, und das auch noch, ohne dass das Rauchen aufgegeben wird. Um dies zu vollbringen, wäre wohl ein Wundermittel vonnöten. β-Carotin ist aber ein lebenswichtiger Nährstoff, dessen Versorgung bei Rauchern und Nichtrauchern lebenslang optimal gedeckt sein sollte.

6.4. Kann Calcium zu Nierensteinen führen ?

Viele Nierensteine enthalten Calcium, so auch die häufigen Calcium-Oxalatsteine. Um solche Steine zu verhüten, wird mitunter eine Einschränkung der Calcium-Zufuhr empfohlen. Doch wie sich herausgestellt hat, wird damit - abgesehen von den negativen Effekten auf das Knochensystem - das Risiko einer Nierensteinbildung eher erhöht. Das liegt daran, dass Calcium im Darm normalerweise einen Großteil der Oxalsäure aus Lebensmitteln bindet und unresorbierbar macht. Wird zu wenig Calcium aufgenommen, so wird vermehrt Oxalsäure resorbiert und über die Nieren ausgeschieden. Damit steigt die Gefahr einer Oxalsäure-Auskristallisation in den Harnwegen. Auch Nierenstein-Patienten sollten daher auf eine normale Calcium-Zufuhr achten (Abb. 16).

6.5. Fördert Eisen das Krebs- und Infarktrisiko ?

Eisen ist ein essentielles Spurenelement, das v.a. zur Bildung des Sauer-

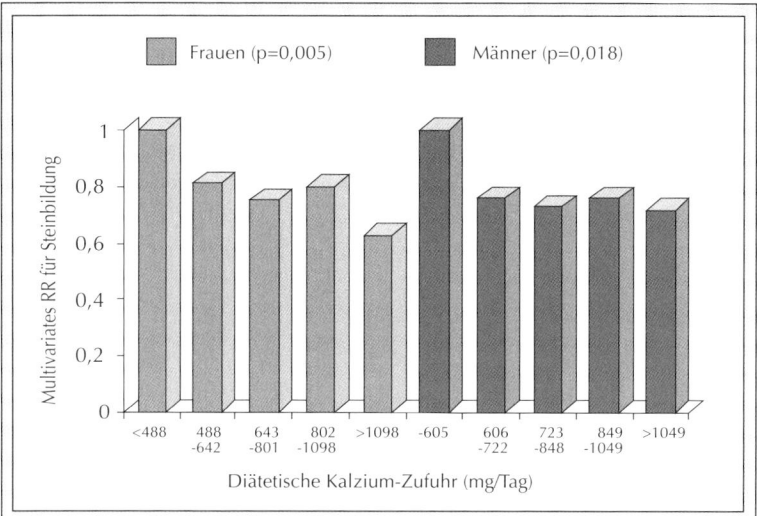

Abb. 16: Prospektiv über mehrere Jahre erhobenes Risiko der Steinneubildung in Abhängigkeit von der täglichen Calcium-Zufuhr bei 45.000 Männern und 91.000 Frauen (Curban et al., 1997)

stoff übertragenden roten Blutfarbstoffs Hämoglobin benötigt wird. Eisenmangel äußert sich in einer Anämie und damit verbundenen Symptomen wie v.a. Blässe, Müdigkeit und Herzbeschwerden. Auch das Immunsystem ist Eisen-abhängig, so dass bei einem Defizit die Infektanfälligkeit steigt. Diskussionen, dass Eisen schädliche Wirkungen haben könne, indem es vermehrt zur Bildung freier Radikale im Körper und dadurch zu oxidativen Zell- und Gewebeschäden führe, kamen verstärkt in den letzten Jahren auf und haben vielerlei Spekulationen über die Bedeutung und potentielle Gefährlichkeit zusätzlicher Eisen-Gaben ausgelöst. Dabei wurde v.a. die Behauptung aufgestellt, Eisen könne durch übermäßige Oxidationsvorgänge das Krebs- und Herzinfarktrisiko erhöhen. Tatsächlich ist es möglich, dass freies, zweiwertiges Eisen (Fe^{2+}) im Reagenzglas in Anwesenheit von Wasserstoffsuperoxid (H_2O_2) zur Bildung von freien Radikalen führt. Dieser Vorgang ist in der Chemie seit über 100 Jahren bekannt und wird als Fenton-Reaktion bezeichnet.

Im menschlichen Körper gestalten sich die Vorgänge jedoch wesentlich komplexer. Nimmt der Mensch Eisen auf, so werden hiervon normalerweise durchschnittlich nur 10-15% resorbiert. Der größte Teil passiert den Verdauungstrakt ungenutzt und wird mit dem Stuhl wieder ausgeschieden. Dieses Eisen stellt im Darm eine potentielle Radikalenquelle dar. Untersuchungen haben gezeigt, dass bei zusätzlich verabreichtem Eisen in Form von Einzel-Supplementen die Eisen-Konzentration und Radikalenbildung im Darm signifikant ansteigen. Ein Beweis, dass zusätzliche Eisen-Gaben deshalb beim Gesunden das Darmgewebe schädigen oder gar darmkrebsfördernd wirken können, ist dies aber nicht. Die Ergebnisse legen lediglich die Schlussfolgerung nahe, dass zusätzliche Einzelgaben von Eisen ohne labordiagnostisch festgestellte Mangelsituation aufgrund einer möglicherweise vermehrten radikalischen Belastung des Darms besser unterbleiben sollten. Eine erhöhte Eisen-Aufnahme über die Nahrung oder komplexe Vitalstoff-Produkte dürfte in bestimmten Grenzen unproblematisch sein, da sowohl Lebensmittel als auch komplexe Vitalstoff-Produkte gleichzeitig antioxidative Schutzfaktoren enthalten, die dieser Radikalenbildung natürlicherweise entgegenwirken. Zu diesen Schutzfaktoren zählt neben den antioxidativ wirksamen Vitaminen v.a. die in Hülsenfrüchten und Getreidekörnern vorkommende Phytinsäure. Phytinsäure ist in der Lage, überschüssiges Eisen im Darm zu binden und damit unschädlich zu machen.

Körpereigene Schutzfaktoren zur Abschirmung vor eventuellen radikalischen Wirkungen des Eisens kommen auch nach dessen Resorption im Stoffwechsel zum Einsatz. So wird das potentiell „gefährliche" zweiwertige Eisen im menschlichen Organismus nach seiner Resorption im Blut durch eine spezifische Verbindung, das Coeruloplasmin, in „ungefährliches" dreiwertiges Eisen (Fe^{3+}) umgewandelt. Das Eisen liegt dann zudem nicht frei vor, sondern wird an das Trägereiweiß Transferrin gebunden. Dieses Transferrin ist im Normalfall zu 30% mit Eisen besetzt und hat damit noch große Kapazitäten frei. Darüber hinaus wird dreiwertiges Eisen an ein weiteres Protein, das Ferritin, gebunden und in dieser Form - gut geschützt vor einer Oxidation - in Organzellen gespeichert und von dort bei Bedarf wieder freigesetzt. Nach den bisherigen Erkenntnissen ist nicht davon auszugehen, dass diese „Schutz- bzw. Regulationsmechanismen" des Körpers bei einer normalen Eisen-Aufnahme überfordert werden.

Anders liegt der Fall bei Patienten, die von der Eisenspeicherkrankheit Hämochromatose betroffen sind. Bei der Hämochromatose ist die Eisen-Resorption im Darm erhöht. Es handelt sich um eine erblich bedingte Erkrankung, die bei 0,3% der Bevölkerung in stärkerer Ausprägung (reinerbige = homozygote Form) und 10% in leichter Ausprägung (gemischterbige = heterozygote Form) vorkommt. Die schwere Form der Hämochromatose führt dazu, dass im Verlauf von Jahren bis Jahrzehnten immer mehr Eisen im Körper, v.a. den Leberzellen, gespeichert wird. Mitunter wissen die Betroffenen gar nicht, dass sie eine Anlage zu dieser Erkrankung haben. Nicht selten wird das Leiden daher erst dann entdeckt, wenn sich bereits Organschäden durch die erhöhte Eisen-Ablagerung in den Geweben ausgebildet haben. Bei Männern ist dies in der Regel im Alter zwischen 40 und 60 Jahren der Fall. Frauen sind während ihrer fruchtbaren Zeit durch die Menstruation vor einer übermäßigen Eisen-Speicherung geschützt, so dass bei ihnen eine Hämochromatose meist erst nach der Menopause ausbricht.

Im Gegensatz zu der schwer verlaufenden Hämochromatose (homozygote Form) machen sich leichte Formen der Erkrankung (heterozygote Gen-Träger) lediglich durch einen Anstieg der Eisen-Werte bemerkbar. Doch auch eine schwach ausgeprägte Neigung zur Eisen-Speicherung birgt vermutlich gesundheitliche Risiken in sich, da man annimmt, dass das überschüssige Eisen die Bildung von freien Radikalen fördern und auf diese Weise oxidative Schäden, v.a. im Gefäßsystem, verursachen kann. Ob dies tatsächlich so ist, ist nicht endgültig geklärt. Neuere Untersuchungen deuten jedoch darauf hin, dass bei den betroffenen Personen, insbesondere wenn weitere Risikofaktoren (Rauchen, Bluthochdruck) vorhanden sind, eine erhöhte Gefahr für Herz-Kreislauf-Erkrankungen besteht. Angesichts der hohen Dunkelziffer an Personen mit erblicher Neigung zur Eisen-Speicherung sollte daher, insbesondere bei Vorliegen dieser Risikofaktoren, auf zusätzliche Eisen-Gaben verzichtet werden.

6.6. Kann Vitamin A zu angeborenen kindlichen Missbildungen führen ?

Vitamin A ist ein fettlösliches Vitamin, das im Organismus lebenswichtige Aufgaben beim Sehvorgang, Zellwachstum und der Fortpflanzung übernimmt. Sein täglicher Bedarf liegt nach offiziellen Angaben der DGE bei 1 mg. Dies entspricht 3.330 Internationalen Einheiten = I.E. (zum Begriff I.E. siehe Kap. 9.1 und 9.2). Aufgrund seines Einflusses auf das Zellwachstum, der v.a. die Haut und Schleimhäute betrifft, wird Vitamin A neben seiner Funktion als Nährstoff in der Medizin zur Behandlung chronischer Hauterkrankungen (v.a. schwere Akne) eingesetzt. Hierzu werden neben dem natürlichen Vitamin A v.a. verschiedene synthetische Vitamin A-Abkömmlinge (z.B. Isotretinoin) verabreicht. Die hierbei genutzten Dosen liegen ein Vielfaches über den Mengen, die zur Deckung des täglichen Nährstoffbedarfs notwendig sind.

Da überschüssiges Vitamin A, anders als die wasserlöslichen Vitamine, die rasch über den Urin ausgeschieden werden, im Körper gespeichert wird, können stark erhöhte Aufnahmen zu Nebenwirkungen führen. Diese äußern sich z.b. in Form von Schälreaktionen der Schleimhäute, Leber- und Knochenstörungen. Solche Nebenwirkungen treten ausschließlich bei der therapeutischen Anwendung von Vitamin A und Vitamin A-Derivaten auf, wenn dauerhaft Mengen von 50.000 - 100.000 I.E. pro Tag überschritten werden. Die hierzu eingesetzten hochdosierten Präparate unterliegen daher der Rezeptpflicht.

Unabhängig von diesen toxischen Nebenwirkungen wird aber auch immer wieder auf die Gefahr von angeborenen Missbildungen beim Kind durch Vitamin A hingewiesen. Dieses Risiko ist v.a. bei Patientinnen gegeben, die hochdosierte synthetische Vitamin A-Präparate erhalten. Eine Behandlung hiermit darf daher nur bei gleichzeitig bestehendem Empfängsnisschutz erfolgen. Für natürliches Vitamin A wurden in Tierversuchen bei sehr hohen Dosierungen verschiedene Missbildungen festgestellt. Beim Menschen konnten solche Fälle nur vereinzelt bei längerer Zufuhr von 25.000 - 100.000 I.E. vor und während der Schwangerschaft, z.B. in Form von Ohrmuschelveränderungen sowie Lippen/Kiefer/Gaumenspalten, beobachtet werden.

Insgesamt ist die Datenlage über die Zusammenhänge zwischen Vitamin A-Überdosierung und Missbildungen beim Kind bis heute unvollständig. Trotzdem hat man sich von verschiedener Seite zu der

Empfehlung geeinigt, dass Schwangere v.a. in den ersten drei Monaten ihrer Schwangerschaft nicht mehr als 10.000 I.E. pro Tag aufnehmen sollten. Für die Ernährung bedeutet dies, dass v.a. frische Leber nur mit Vorsicht genossen werden sollte, immerhin enthält eine Portion von 125 g im Durchschnitt bereits das 5-10fache dieser Menge. Die hohen Vitamin A-Gehalte in der Leber haben das ehemalige Bundesgesundheitsamt (BGA) vor Jahren sogar dazu veranlasst, Schwangere vor dem Verzehr von Leber zu warnen. Auf der anderen Seite sollte die Vitamin A-Zufuhr jedoch nicht zu restriktiv gehandhabt werden, denn auch bei zu geringer Aufnahme besteht das Risiko für eine gestörte Emryonalentwicklung.

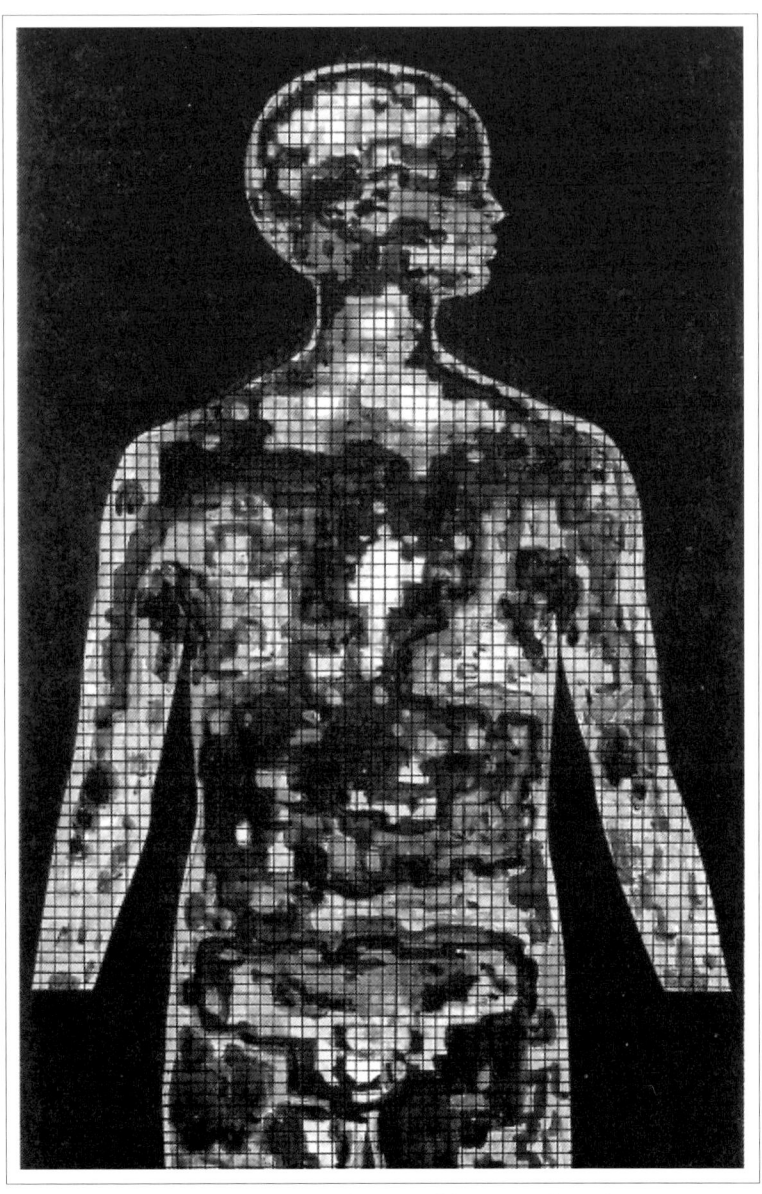

Vitalstoffe fördern die Gesundheit und können dazu beitragen, Erkrankungen zu bessern oder zu heilen. Nur in seltenen Fällen ist von einer zusätzlichen Einnahme abzuraten.

7. Muss man bei bestimmten Erkrankungen mit der Einnahme von Vitalstoffen vorsichtig sein ?

7.1. Vitamin C bei Magengeschwür - unbedingt empfehlenswert

Vitamin C kann bei Aufnahme im nüchternen Zustand zu Magenbeschwerden führen. Deshalb und wegen seines sauren Charakters wurde mitunter vermutet, dass eine Anwendung beim Magengeschwür ungünstig sei. Vitamin C ist aber sowohl zur Vorbeugung als auch Behandlung von Magengeschwüren wichtig. Untersuchungen haben wiederholt gezeigt, dass Patienten mit Magengeschwür verminderte Vitamin C-Werte im Blut haben. Die Bedeutung von Vitamin C für Magengeschwür-Kranke liegt in seiner Funktion als Gewebeschutz- und Wundheilungsfaktor.

Darüber hinaus spielt aber noch ein weiterer Wirkmechanismus eine entscheidende Rolle: So gilt heute als gesichert, dass die Hauptursache von Magengeschwüren eine Infektion des Magens mit dem Bakterium Helicobacter pylori ist. Helicobacter pylori besitzt ein besonderes Enzym, die Urease. Dieses Enzym führt zur Bildung von Ammoniak. Ammoniak wirkt alkalisch und puffert die Magensäure im Umfeld des Keimes ab. Durch diesen Trick ist der Keim in der Lage, sich im sauren Milieu des Magens auszubreiten. Auf die Magenschleimhaut hingegen übt Ammoniak einen toxischen Einfluss aus. Vitamin C ist in der Lage, das Bakterien-Enzym Urease zu hemmen und hierdurch das Wachstum von Helicobacter pylori und die Bildung von schleimhautschädigendem Ammoniak zu unterbinden. Auf diese Weise kann es zur Heilung des Geschwürs beitragen.

7.2. Vitamin C bei Autoimmunerkrankungen und Allergien - vieles spricht dafür

Allergien und Autoimmunerkrankungen haben eines gemeinsam: beides sind Krankheiten mit einer gestörten Immunreaktion, die sich in einer fehlgeleiteten Antikörperbildung widerspiegelt. Während bei Allergien, wie z.b. Heuschnupfen oder Asthma, bestimmte körperfremde Stoffe, wie v.a. Pollen, die allergischen Erscheinungen auslösen, richtet sich bei den Autoimmunerkrankungen das Immunsystem gegen körpereigene Bestandteile. Dabei werden Antikörper gegen bestimmte körpereigene Strukturen, die der Organismus nicht mehr als solche erkennt, gebildet (Autoantikörper). Dies führt letztlich zu Entzündungen und zur Zerstörung der betroffenen Zellen und Gewebe. Wichtige Autoimmunerkrankungen sind der Lupus erythematodes, die Sklerodermie und die rheumatoide Arthritis.

Angesichts der Tatsache, dass solche Erkrankungen in der Schulmedizin v.a. mit Immunsuppressiva, also das Immunsystem unterdrückenden Arzneimitteln (v.a. Cortison) behandelt werden, stellt sich die Frage, ob ein Vitalstoff wie das Vitamin C, das einen immunstimulierenden Effekt besitzt, hier eher schädlich oder doch nützlich ist. Eine pauschale Antwort lässt sich v.a in Bezug auf die Autoimmunerkrankungen, deren Entstehung bislang nicht restlos erforscht ist, nicht geben. Klinische Studien mit z.T. hochdosiertem Vitamin C haben aber bislang sowohl für Autoimmunerkrankungen als auch Allergien positive Ergebnisse erbracht.

Hierfür lassen sich verschiedene Erklärungen heranziehen. So haben Patienten mit Autoimmunerkrankungen oft verminderte Blutspiegel an verschiedenen Vitalstoffen, so auch an Vitamin C. Voraussetzung für ein optimal arbeitendes Immunsystem ist aber eine bedarfsgerechte Versorgung mit diesen Substanzen. Ferner sind vermutlich freie Radikale an der Entstehung von Autoimmunerkrankungen beteiligt, indem sie die Bildung von Autoantikörpern fördern bzw. körpereigene Substanzen möglicherweise so verändern, dass sie nicht mehr vom Immunsystem erkannt und als Fremdkörper angesehen werden. Darüber hinaus werden im Verlauf von Autoimmunerkrankungen vermehrt freie Radikale im Körper gebildet, die die Krankheitsprozesse aufrechterhalten oder sogar verstärken. Bei der rheumatoiden Arthritis sind freie Radikale z.B. maßgeblich an der fortschreitenden Zerstörung der Gelenke beteiligt. Eine ausreichende Zufuhr von Antioxidantien, darunter auch Vitamin C ist daher zur Abschwächung der Krankheitsaktivität bei Autoimmunerkrankungen wahrscheinlich von großer Bedeutung.

Ein weiterer Aspekt, der für die Anwendung von Vitamin C spricht, ist die Tatsache, dass es für die Ausschüttung körpereigenen Cortisons benötigt wird. Für Allergiker dürfte zudem eine Rolle spielen, dass Vitamin C die Spiegel an Histamin, also der Substanz, die im Rahmen allergischer Reaktionen verstärkt ausgeschüttet wird und großenteils für die Krankheitssymptomatik verantwortlich ist, senkt.

7.3. Mineralstoffe bei Niereninsuffizienz - es kommt auf den Einzelfall an

Die Niere ist das zentrale, für die Homöostase des Blutes verantwortliche Ausscheidungsorgan. Sie ist für die Eliminierung von Stoffwechsel-Abbauprodukten und Pharmaka sowie die Regulation des Wasser- und Mineralstoffhaushaltes zuständig. Darüber hinaus ist die Niere aber auch ein stoffwechselaktives Organ, indem sie in der Haut gebildetes Vitamin D in seine aktive Form überführt. Sind die Nieren chronisch erkrankt, so lassen die Ausscheidungs- und Synthesefunktionen nach: In Abhängigkeit vom Stadium der Erkrankung kommt es entweder zu einer Erhöhung oder Erniedrigung des Kaliums im Blut und aufgrund der eingeschränkten Vitamin D-Aktivierung zu einer verminderten Calcium-Resorption. Ferner besteht die Gefahr, da chronisch Nierenkranke eine eiweißarme Diät einhalten müssen, dass durch einseitige Ernährung Mängel an wasserlöslichen Vitaminen, Eisen und Zink entstehen. Die Vitamin A-Spiegel können demgegenüber erhöht sein. All diese speziellen Gegebenheiten, die bei Nierenpatienten zu beachten sind, machen v.a. im fortgeschrittenen Stadium individuelle, dem Krankheitsbild angepasste Vitalstoff-Gaben notwendig. Vor der Anwendung eines Vitalstoff-Produkts sollten Nierenkranke daher ihren Behandler zu Rate ziehen.

7.4. Magnesium bei Herzinfarkt - der größte Teil der Patienten profitiert davon

Beim Herzinfarkt kommt es zur Schädigung eines Herzmuskelbezirks mit umschriebenem Untergang (Nekrose) von Herzmuskelgewebe. Ursache des Herzinfarkts ist der Verschluss eines Herzkranzgefäßes durch ein Blutgerinnsel (Thrombus). Solche Verschlüsse entwickeln sich auf dem Boden einer vorliegenden Arteriosklerose der Herzkranzarterien, da bei arteriosklerotisch eingeengten und geschädigten Gefäßen durch die veränderte Blutströmung und Unebenheiten der Gefäßinnenwand die Bildung und das Anheften von Blutgerinnseln begünstigt werden. Ist ein Herzkranzgefäß durch einen Thrombus verschlossen, so entsteht in dem von der betroffenen Arterie versorgten Herzmuskelbezirk ein Sauerstoffmangel, der zum Zusammenbruch des Energiestoffwechsels und hierdurch letztlich zur Herzzellnekrose führt.

Die wesentlichen Notfallmaßnahmen beim akuten Herzinfarkt sind neben Schmerzbekämpfung und medikamentöser Entlastung des Herzens die Verabreichung blutverflüssigender Arzneimittel (z.B. Acetylsalicylsäure) und die Auflösung des Blutgerinnsels durch sog. Thrombolytika. Die Behandlung mit Thrombolytika ist jedoch nur dann erfolgversprechend, wenn sie möglichst rasch nach Infarktbeginn einsetzt. Sie darf nicht vorgenommen werden bei Blutungsneigung oder vorliegenden Blutungen (z.B. Magengeschwür), Bluthochdruck, schwerem Diabetes mellitus und bei Patienten über 75 Jahren.

Darüber hinaus besitzt Magnesium herzschützende Eigenschaften und greift in die pathobiochemischen Vorgänge ein, die bei Sauerstoffmangel in den Herzzellen ablaufen. Es wurde daher versucht, den Nutzen einer intravenösen Anwendung dieses Mineralstoffs beim akuten Herzinfarkt näher aufzuklären. Als Folge des infarktbedingten Sauerstoffmangels sinken die Magnesium-Spiegel in den Herzzellen ab, während die intrazellulären Calcium-Konzentrationen ansteigen. Die Calcium-Überladung der Zelle beeinträchtigt den ohnehin gestörten Energiestoffwechsel des Herzens und trägt damit zur Verschlechterung des Krankheitsbildes bei. Experimentelle Studien sprechen dafür, dass durch eine Erhöhung der Magnesium-Konzentration das Calcium aus der Zelle verdrängt und auf diese Weise Herzzellnekrosen verhindert werden können.

Zudem hat Magnesium einen günstigen Einfluss auf Herzrhythmusstörungen, die als gefürchtete Komplikation beim Herzinfarkt auftreten. In großangelegten Studien der letzten Jahre hat die Gabe von Magnesium an Infarktpatienten, die sich einer Thrombolyse unterziehen, allerdings keine eindeutigen Ergebnisse bzw. keinen zusätzlichen positiven Effekt erbracht. Bei Patienten, die nicht mit Thrombolytika behandelt werden konnten - und dies betrifft immerhin 75% - wurde hingegen durch Magnesium eine Reduzierung der Sterblichkeitsrate und ein vermindertes Auftreten von Herzrhythmusstörungen beobachtet.

7.5. Jod bei Schilddrüsenüberfunktion - hier ist Zurückhaltung angesagt

Jod ist ein lebenswichtiges Spurenelement, das zur Synthese der Schilddrüsenhormone benötigt wird. Deutschland gilt als Jodmangel-Gebiet, weshalb die Aufnahme von Jod-angereicherten Lebensmitteln in der Bevölkerung gefördert wird. Der tägliche Bedarf wird von der DGE mit 180 -200 µg Jod angegeben. Nehmen Gesunde höhere Mengen auf, so hat dies wenig Einfluss auf die Schilddrüsenaktivität. Bei Patienten, die an einer Schilddrüsenüberfunktion (Hyperthyreose) leiden, ist das anders. Hier sollten bereits im Stadium der latenten Hyperthyreose, d.h. in einem Vorstadium der Erkrankung, Mengen von 150 µg nicht überschritten werden. Bei manifester bzw. bereits bestehender Hyperthyreose sollte kein zusätzliches Jod über ein Vitalstoff-Produkt aufgenommen werden. Der Bedarf vieler anderer Vitalstoffe ist allerdings bei der Hyperthyreose erhöht, da die Stoffwechselaktivität bei dieser Erkrankung allgemein gesteigert ist und daher vermehrt Vitalstoffe verbraucht werden.

7.6. Vitamin B_{12} bei Krebs - Dosierung und Zeitpunkt sind ausschlaggebend

Vitamin B_{12} wird gemeinsam mit Folsäure und weiteren sog. lipotropen Faktoren für die Bildung und Aufrechterhaltung bzw. Reparatur der Zellmembranen benötigt. Die große Bedeutung dieser Funktion besteht darin, dass Zellmembranen fortwährend dem Angriff durch freie Radikale ausgesetzt sind und die hierdurch entstehenden oxidativen Schädigungen ständig ausgebessert werden müssen, um die Zelle arbeitsfähig zu erhalten. Vitamin B_{12} ist daher für den Zellschutz und damit im weiteren Sinne für den Schutz vor Krebs unabdingbar. In Tierversuchen konnte demonstriert werden, dass die Krebsempfänglichkeit bei einem Mangel an lipotropen Faktoren, also auch Vitamin B_{12}, erhöht ist.

Vitamin B_{12} ist jedoch ebenfalls an Zellteilungsprozessen beteiligt und wird v.a. von Zellen mit hoher Teilungsrate, wie den Blutzellen, in besonderem Maße gebraucht. Da Krebszellen ebenfalls rasch wachsen und damit durch Vitamin B_{12} in ihrer Vermehrung gefördert werden könnten, wurde die Anwendung von Vitamin B_{12} bei Krebs in der Vergangenheit oft kontrovers diskutiert bzw. von vielen Ärzten als gefährlich abgelehnt.

Eine bedarfsgerechte Zufuhr von Vitamin B_{12} im Rahmen eines komplexen Vitalstoff-Produkts ist aber bei Krebspatienten wichtig, damit der Körper nicht zusätzlich durch einen Nährstoffmangel geschwächt wird. Zudem gibt es Untersuchungen, in denen durch die gemeinsame Gabe von Vitamin C und Vitamin B_{12} die Teilungsaktivität von Tumorzellen verringert werden konnte. Hohe Dosen von Vitamin B_{12} sollten bei Krebs allerdings überlegt eingesetzt werden. Sie sind unter Umständen nach einer Chemo- und Strahlentherapie angezeigt, wenn die Blutzellen durch die Therapie stark geschädigt sind und wieder neu aufgebaut werden müssen.

7.7. Eisen bei Infekten - viel hilft nicht viel

Bei bakteriellen Infekten kommt es typischerweise zu einer Senkung des Blut-Eisenspiegels, die als Infektanämie bezeichnet wird. Hierbei handelt es sich nicht um einen echten Eisenmangel, sondern um eine Eisenumverteilung, bei der Eisen in seine Speicherorgane (z.B. Leber, Milz) verbracht wird. Dieser Vorgang wird nach dem Infekt wieder rückgängig gemacht. Er dient dazu, die im Blut befindlichen Bakterien, die das Eisen dort dringend für ihre Vermehrung brauchen, durch Entzug dieses Spurenelements in ihrem Wachstum zu hemmen. Es ist daher nicht ratsam - unter Umständen sogar gefährlich - bei einem akuten Infekt größere Eisenmengen als Einzelmittel zuzuführen. Ein Eisenmangel sollte aber bei Infekten auch nicht erzeugt werden, da Eisen an der Steuerung von Immunvorgängen beteiligt ist.

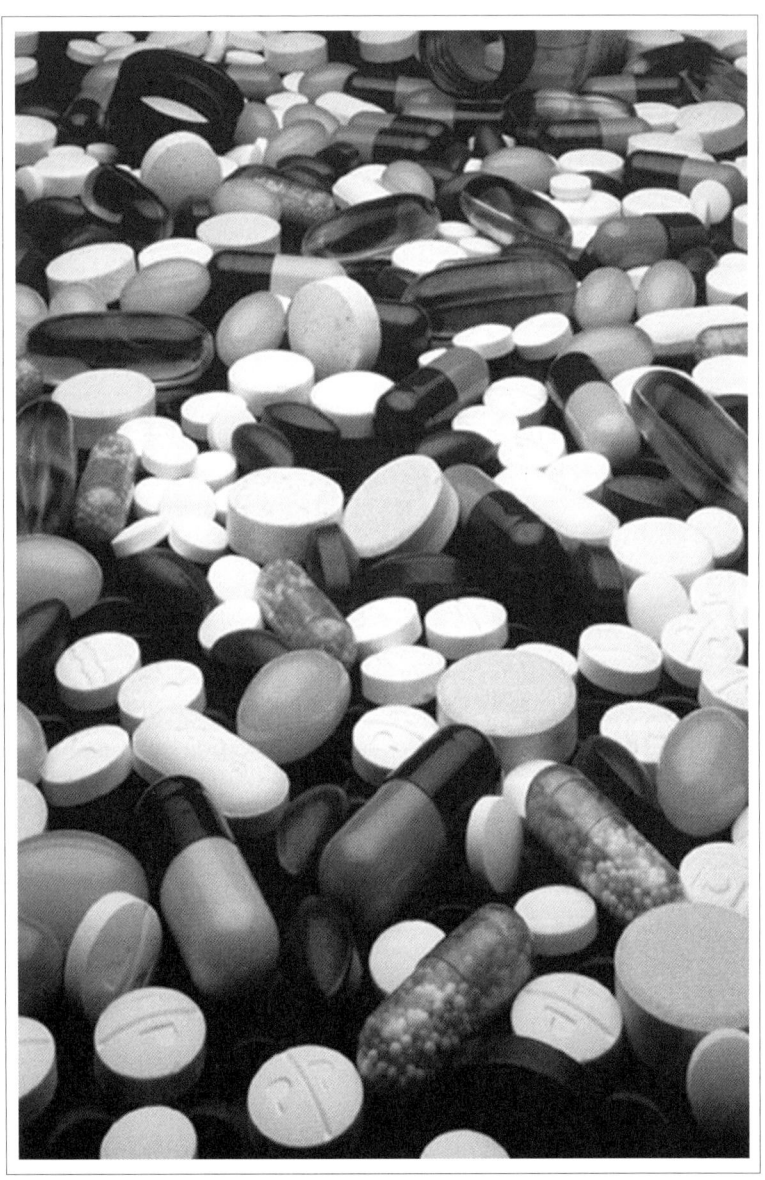
Vitalstoffe können die Wirkung von Medikamenten sinnvoll unterstützen.

8. Kann man Vitalstoff-Produkte einnehmen, wenn man Medikamente schlucken muss?

8.1. Medikamente und Vitalstoffe - zusammen oft ein starkes Paar

Millionen Menschen in Deutschland sind chronisch krank und müssen regelmäßig stark wirksame chemische Pharmaka einnehmen. Hierzu zählen v.a. Bluthochdruck- und Herzkranke, Diabetiker und Rheumatiker. Für diese Patienten ist es besonders wichtig, die Nahrung mit Vitalstoffen zu ergänzen, da durch die Erkrankung die Vitalstoff-Vorräte stark beansprucht werden und häufig ein Mehrbedarf besteht. Zudem ergänzen sich Medikamente und zahlreiche Vitalstoffe in ihrer Wirkung bzw. kommt der pharmakologische Effekt eines Medikamentes oft erst dann optimal zur Geltung, wenn die Vitalstoff-Versorgung stimmt. Hierdurch können, wie einige Beispiele zeigen, nicht selten Medikamente eingespart werden.

♦ **Diabetes mellitus**

Der Diabetes mellitus ist durch einen Mangel bzw. eine mangelnde Verfügbarkeit des Bauchspeicheldrüsenhormons Insulin gekennzeichnet. Viele Diabetiker müssen daher Insulin spritzen. Damit Insulin im Organismus wirksam werden kann, sind ausreichende Zink- und Chrommengen notwendig, die dem Diabetiker jedoch oft fehlen. Ist die Versorgung mit diesen Spurenelementen hingegen optimal, so kann hierdurch die Insulinwirkung verbessert und unter Umständen die erforderliche Insulinmenge reduziert werden.

♦ **Bluthochdruck**

Zahlreiche Vitalstoffe wie Magnesium, Kalium, Fischöle und Vitamin C sind an der Regulation des Blutdrucks beteiligt. Zudem haben Untersuchungen gezeigt, dass durch die Gabe von Vitamin C und Fischöl in orthomolekularer Dosierung zusätzlich zu einer blutdrucksenkenden Medikation der Blutdruck stärker verringert werden kann als ohne diese Vitalstoffe. Eine ausreichende Versorgung hiermit trägt daher zu einer Normalisierung des Blutdrucks bei und kann helfen, synthetische Pharmaka einzusparen.

♦ **Koronare Herzerkrankung (Angina pectoris)**

Patienten mit Angina pectoris werden in der Regel mit Nitraten behandelt. Untersuchungen haben gezeigt, dass durch zusätzliche Gabe von Carnitin der Bedarf an Nitraten sinkt.

♦ **Rheuma**

Viele Rheumatiker erhalten zur Linderung ihrer Gelenkschmerzen nicht-steroidale Antirheumatika, wie z.B. Diclofenac. Studien an Patienten mit rheumatischen Erkrankungen haben ergeben, dass sich durch die zusätzliche Gabe von Vitamin E, Fischöl, aber auch Vitamin B_1 und B_6 die Wirksamkeit dieser Schmerzmittel erhöhen lässt.

> **Die Tatsache, dass mit Hilfe von Vitalstoffen Pharmaka eingespart werden können, darf Patienten allerdings nicht dazu verleiten lassen, ein verordnetes Medikament eigenmächtig abzusetzen oder in seiner Dosierung zu reduzieren. Da die positiven Effekte der Vitalstoffe in individueller Weise erst langsam nach Wochen evtl. Monaten zum Tragen kommen, muss dies unbedingt in Absprache mit dem Behandler geschehen.**

8.2. Medikamente als Vitalstoff-Räuber

Ein besonders wichtiger, allerdings auch heute noch vielfach unberücksichtigter Aspekt, der für eine Vitalstoff-Gabe unter Medikamenteneinnahme spricht, besteht darin, dass zahlreiche der häufig in der ärztlichen Praxis verordneten synthetischen Pharmaka zu Vitalstoff-Defiziten führen. Synthetische Pharmaka können die Resorption von Vitalstoffen im Darm behindern, sie können aber auch deren Verstoffwechselung und Ausscheidung über den Urin beschleunigen. Hierdurch können nicht selten Vitalstoff-Defizite auftreten, die die Grunderkrankung verschlimmern. Beispiele für Medikamente, bei denen mit Vitalstoff-Defiziten zu rechnen ist, sind:

♦ **Diuretika**

Diuretika sind Entwässerungsmittel, die v.a. bei Herzerkrankungen und Bluthochdruck eingesetzt werden. Sie erhöhen die Harnproduktion und führen dadurch auch zur verstärkten Ausscheidung von Mineralstoffen wie Magnesium und Kalium sowie von Zink über den Urin. Da Magnesium und Kalium für die Funktion des Herz-Kreislauf-Systems benötigt werden, kann sich durch Diuretika, wenn die fehlenden Vitalstoffe nicht ersetzt werden, die Herzfunktion verschlechtern.

♦ **Abführmittel**

Abführmittel beschleunigen die Darmpassage und tragen hierdurch dazu bei, dass ein Teil der Vitalstoffe aus der Nahrung nicht resorbiert werden kann und ungenutzt über den Stuhl ausgeschieden wird.

♦ **Orlistat**

Orlistat ist ein neu zugelassenes Medikament, das zur Reduzierung des Körpergewichts bei Fettsucht dient. Seine Wirkung beruht darauf, dass die Verdauung und Resorption von Nahrungsfett im Darm gehemmt wird. Da die fettlöslichen Vitamine A, D, E und K und Carotinoide gemeinsam mit Fett resorbiert werden, hat die Einnahme dieses Medikaments ebenfalls eine verringerte Aufnahme dieser Vitalstoffe in den Körper zur Folge. Hierdurch kann sich die Versorgung mit diesen Vitalstoffen verschlechtern.

◆ **Acetylsalicylsäure**

Acetylsalicylsäure verringert die Resorption von Vitamin C und erhöht dessen Ausscheidung. Untersuchungen haben gezeigt, dass bei gleichzeitiger Gabe von Vitamin C und Acetylsalicylsäure ein geringerer Anstieg von Vitamin C im Blut erfolgt als wenn Vitamin C alleine verabreicht wird.

◆ **Lipidsenker**

Bestimmte Medikamente zur Senkung erhöhter Blutfette, sog. CSE-Hemmer, führen nicht nur zur Hemmung der Cholesterinsynthese, sondern beeinträchtigen ebenfalls die körpereigene Bildung von Coenzym Q10. Hierdurch kann möglicherweise die Funktion des Herzens, das Coenzym Q10 für seine Tätigkeit braucht, beeinträchtigt werden.

◆ **Kortikoide**

Kortikoide, die als entzündungs- und schmerzlindernde Medikamente breite Anwendung finden, vermindern die Calcium-Resorption und fördern die Calcium-Ausscheidung über den Urin. Eine Langzeiteinnahme führt daher fast regelmäßig zur Osteoporose. Kortikoide verschlechtern zudem die Vitamin C-, Vitamin B_6-, Folsäure- und Zink-Bilanz. Unter einer Therapie kann es daher zu vielfältigen Defiziten kommen.

◆ **Orale Kontrazeptiva (Pille)**

Orale Kontrazeptiva führen zu umfassenden Veränderungen im Vitalstoff-Haushalt. Besonders bedeutsam sind erniedrigte Vitamin B_6-Spiegel. Sie sind durch einen beschleunigten Umsatz dieses Vitamins im Stoffwechsel unter der Hormongabe bedingt. Zudem beeinträchtigen orale Kontrazeptiva die Folsäure-Resorption. Frauen, die orale Kontrazeptiva anwenden, können daher ein Folsäure-Defizit aufweisen. V.a. für Frauen, die nach dem Absetzen der Pille sehr rasch schwanger werden, kann dies gefährlich sein, denn Schwangere müssen ausreichende Folsäure-Reserven besitzen, da ein Mangel zu Missbildungen des Kindes führen kann.

♦ **Antibiotika**

Antibiotika dienen dazu, krankmachende Bakterien im menschlichen Organismus abzutöten. Leider werden bei diesem Vorgang auch die körpereigenen Bakterien der Darmflora dezimiert. Dies ist von großem Nachteil, da die Darmflora eine Vielzahl nützlicher Funktionen besitzt. Eine dieser Funktionen besteht darin, dass sie verschiedene Vitamine produziert und damit zur Bedarfsdeckung an diesen Vitalstoffen beiträgt. V.a. Mangelzustände an Vitamin K können durch eine vorherige Antibiotika-Therapie bedingt sein.

♦ **Zytostatika (Chemotherapie)**

Zytostatika werden angewandt, um Krebszellen zu zerstören. Ihre Wirkung beschränkt sich jedoch leider nicht nur auf die Krebszellen, sondern betrifft auch normale Körperzellen, die eine hohe Teilungsaktivität aufweisen, wie z.B. die Schleimhäute des Magen-Darm-Traktes und der Blase sowie die Blutzellen (rote Blutkörperchen, Abwehrzellen). Um diese Zellen und Gewebe zu regenerieren, braucht der Organismus vermehrte Mengen an Vitalstoffen. Zudem führen Zytostatika zur Bildung zellschädigender freier Radikale. Eine Nahrungsergänzung mit einem breiten Spektrum an Vitalstoffen ist daher bei einer Chemotherapie wichtig, um die Zell- und Immunfunktionen aufrechtzuerhalten und Nebenwirkungen von Zytostatika abzuschwächen.

8.3. Ein seltener Fall - Vitalstoffe stören die Medikamentenwirkung

Einige Medikamente, die bei Erkrankungen eingesetzt werden, können durch bestimmte Vitalstoffe in ihrer Wirksamkeit beeinträchtigt werden, so dass hier bei zusätzlichen Vitalstoff-Gaben Vorsicht geboten ist.

♦ **Herzglykoside (Digitalis) und Calcium**

Herzglykoside, wie z.B. die Digitalisglykoside, steigern die Kontraktionskraft der Herzmuskulatur und werden zur Behandlung der Herzinsuffizienz eingesetzt. Digitalisglykoside sind hochwirksame Substanzen, die bereits bei leichter Überdosierung toxisch werden. Um eine solche Überdosierung zu vermeiden, muss daher die Anwendung dieser Herzmedikamente individuell erfolgen. V.a. Patienten mit erhöhten Calcium-Werten im Blut zeigen eine gesteigerte Empfindlichkeit gegenüber Herzglykosiden, da Calcium die Glykosid-Wirkung und damit auch die Gefahr von Nebenwirkungen verstärkt. Eine zusätzliche Aufnahme von Calcium sollte aus diesem Grund bei Digitalis-Patienten sorgfältig abgewogen und vom Behandler überwacht werden.

◆ **Cumarin-Derivate (Warfarin) und Vitamin K**

Immer wenn die Gefahr besteht, dass sich im Organismus Blutgerinnsel bilden und ein Gefäß verschließen, wie es z.B. beim Herzinfarkt der Fall ist, werden vom Arzt vorbeugend Medikamente eingesetzt, die die Blutgerinnung hemmen und das Blut dadurch flüssiger machen. Hierzu zählen v.a. Cumarin-Verbindungen, wie das Warfarin. Der pharmakologische Effekt von Cumarin-Verbindungen beruht darauf, dass sie Vitamin K, das physiologischerweise an der Blutgerinnung beteiligt ist, in seiner Wirkung hemmen. Cumarin-Abkömmlinge erzeugen damit einen künstlichen Vitamin K-Mangel, der zwar Nachteile für den Organismus haben kann, der aber angesichts des Risikos eines lebensbedrohlichen Blutgerinnsels in Kauf genommen werden muss. Würde man unter einer Therapie mit Cumarin-Derivaten Vitamin K in höheren Mengen aufnehmen, so würde die gerinnungshemmende Wirkung des Medikaments abgeschwächt oder aufgehoben.

◆ **L-Dopa und Vitamin B_6**

L-Dopa ist ein Medikament, das zur Therapie des Morbus Parkinson eingesetzt wird. Der M. Parkinson ist eine chronische Erkrankung des Nervensystems, die durch einen Mangel an dem Nervenüberträgerstoff Dopamin im Gehirn gekennzeichnet ist. Erhält der Parkinson-Kranke L-Dopa, so wird dieses vom Gehirn aufgenommen und dort in Dopamin umgewandelt. Werden gleichzeitig größere Mengen an Vitamin B_6 verabreicht, so wird das L-Dopa beschleunigt und z.T., bevor es vom Gehirn aufgenommen wird, in Dopamin umgewandelt. Dopamin ist aber nicht hirngängig, so dass Vitamin B_6 zur Abschwächung der L-Dopa-Wirkung führt.

♦ **Antikonvulsiva (Antiepileptika) und Folsäure**

In der Literatur liest man immer wieder, dass Folsäure die Wirkung von Antiepileptika abschwächen und zu einer Zunahme epileptischer Anfälle führen kann. Ganz eindeutig ist die Sachlage bislang allerdings nicht. So konnte z.B. für das Antiepileptikum Phenytoin unter Folsäure-Gabe in einigen Studien eine Zunahme, in anderen eine Senkung der epileptischen Anfälle festgestellt werden. Patienten, die solche Arzneimittel einnehmen, sollten daher vor einer zusätzlichen Folsäure-Aufnahme ihren Behandler fragen.

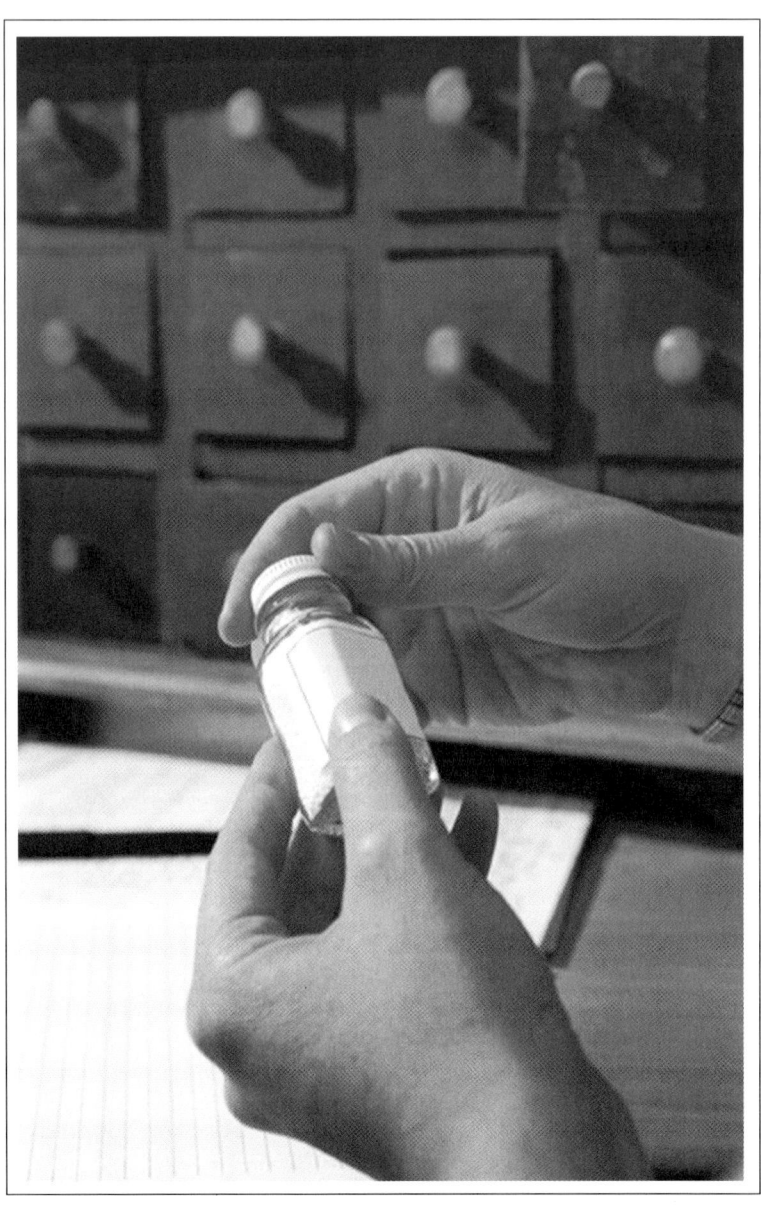
Vitalstoffpräparate gibt es viele, doch nicht alle sind ausreichend hoch dosiert und ausgewogen zusammengesetzt.

9. Für welches Vitalstoff-Produkt entscheide ich mich ?

9.1. Zusammensetzung, Dosierung, Preis - ein Vergleich lohnt sich

Die Zahl der angebotenen Vitalstoff-Produkte ist außerordentlich groß und wächst von Monat zu Monat weiter an. Unterschiedliche Zusammensetzungen, Dosierungen und Preise machen da die Wahl oft zur Qual. Dennoch lohnt sich ein genauer Blick auf die Packung, gibt es doch einige Kriterien, deren Beachtung die Entscheidung für ein Produkt erheblich erleichtern kann. So sollte ein Produkt zur Ergänzung der täglichen Nahrung möglichst komplex zusammengesetzt sein und nicht z.B. nur Vitamine enthalten. Zu den weiteren wichtigen Vitalstoffen zählen neben den Vitaminen Mineralstoffe, Spurenelemente, Omega-3-Fettsäuren, β-Carotin oder natürliche gemischte Carotinoide und u.U. Vitaminoide und Aminosäuren. Eine Beratung durch einen Behandler kann hier hilfreich sein.

Darüber hinaus kommt es wesentlich auf die Dosierung der einzelnen Vitalstoffe an. Diese sollte den aktuellen Erkenntnissen der Nährstoffforschung und damit den orthomolekularen Grundsätzen entsprechend so hoch sein, dass über die Verhinderung einer Mangelsituation hinaus die körperliche und geistige Leistungsfähigkeit optimiert und der in zahlreichen wissenschaftlichen Studien belegte vorbeugende Charakter in Bezug auf die Entstehung chronischer, u.a. ernährungsbedingter Krankheiten (z.B. Herz-Kreislauf-Erkrankungen, Osteoporose) erfasst wird. Besonderes Augenmerk ist dabei auf einen ausreichend hohen

Gehalt an antioxidativ wirksamen Vitalstoffen (Vitamin C, Vitamin E, β-Carotin oder natürliche gemischte Carotinoide, Zink, Selen) zu legen.

Um die auf der Packung oder Gebrauchsinformation aufgeführten Mengen an Vitalstoffen richtig beurteilen zu können, müssen einige Besonderheiten der Deklaration berücksichtigt werden: Bei den meisten Vitaminen erfolgt die Mengenangabe in mg oder µg (= 1/1000 mg). Ihre Dosierungen lassen sich daher gut miteinander vergleichen. Ausnahmen bilden die Vitamine E und A, bei denen die Mengenangabe in der Regel in I.E. (= Internationale Einheiten) vorgenommen wird.

Das System der Internationalen Einheiten wird immer dann genutzt, wenn es sich bei einem Vitamin nicht um eine einheitliche Substanz, sondern um eine Gruppe mehrerer chemisch ähnlicher Stoffe handelt, die eine unterschiedlich hohe Vitamin-Aktivität entfalten. Die Umrechnung in I.E. dient in diesen Fällen dazu, diese unterschiedlichen Stoffe miteinander vergleichbar zu machen. Vitamin A z.B. umfasst eine große Gruppe von Substanzen. Hierzu zählen u.a. Retinol, Retinylacetat und Retinylpalmitat. Dabei entsprechen jeweils 0,344 µg Retinylacetat, 0,3 µg Retinol und 0,535 µg Retinylpalmitat einer I.E. Vitamin A und sind damit hinsichtlich ihrer Vitamin A-Wirkung identisch. Für die praktische Anwendung ist es daher am sinnvollsten und unmissverständlichsten, wenn die Vitamin A-Menge auf der Packung in I.E. vermerkt ist. Eine Angabe in mg oder µg, bei der die jeweilige Vitamin A-Verbindung nicht genannt wird, ist dagegen ungenau. Diese Zusammenhänge lassen sich in ähnlicher Weise auf Vitamin E übertragen (s. Kap. 9.2.).

Auch bei Mineralstoffen und Spurenelementen ist ein Mengenvergleich mitunter nicht ganz einfach, da Mineralstoffe und Spurenelemente in einem Vitalstoff-Produkt nicht in ihrer elementaren Form, also z.B. als Calcium, Magnesium oder Zink, sondern in verschiedenen chemischen Verbindungen vorliegen. So kann Calcium z.B. als Calciumgluconat, Calciumcitrat, Calciumcarbonat u.a. einem Produkt beigefügt werden. All diese chemischen Verbindungen weisen unterschiedliche Calciumgehalte auf. So enthält z.B. Calciumgluconat 9% Calcium. Eine Mengenangabe von 1200 mg Calciumgluconat bedeutet daher, dass das Produkt 108 mg Calcium beinhaltet. Bei Calciumcitrat macht der Calciumanteil 21% aus. 1200 mg Calciumcitrat entsprechen damit 252 mg Calcium. Das gleiche trifft für die anderen Mineralstoffe und Spurenelemente zu. Es gilt daher: Nur wenn die Menge eines Mineralstoffs oder Spurenelements auf der Packung in elementarer Form angegeben ist, weiß man auch, wieviel das Produkt tatsächlich davon enthält.

Unter Einbeziehung dieser Gesichtspunkte wird man rasch feststellen, dass sich die einzelnen Vitalstoff-Produkte zum Teil erheblich voneinander unterscheiden. Um dies zu verdeutlichen, sind beispielhaft in Tab. 12 die Dosierungen von zwei Vitalstoff-Produkten, einem Multivitamin- und Mineralstoffpräparat zur Nahrungsergänzung aus dem Supermarkt und einem orthomolekularen Produkt aus der Apotheke einander gegenübergestellt. Wie unschwer zu erkennen ist, enthält das orthomolekulare Produkt ein breiteres Vitalstoff-Spektrum und Dosierungen, die durchschnittlich um den Faktor 8,5 (1,5 bis 17,8) höher liegen.

Aber auch hinsichtlich der Preise gibt es erhebliche Unterschiede. Das liegt v.a. daran, dass einige Vitalstoffe sehr preiswert, andere wiederum sehr teuer sind. Ein komplexes Vitalstoff-Produkt kann daher je nachdem, welche Vitalstoffe es in welchen Mengen enthält, preiswert oder teuer sein. Mit anderen Worten: Sind in einem Produkt die teuren Vitalstoffe in niedriger Dosierung oder gar nicht vorhanden, wie dies häufig der Fall ist, so kann es sehr preiswert verkauft werden. Ein Produkt, welches alle, selbst die teuren Vitalstoffe in höherer Dosierung aufweist, kann dagegen logischerweise nie das preiswerteste sein.

Schließlich kann neben Zusammensetzung, Dosierung und Preis die Zubereitungsform für die Wahl des Produktes eine Rolle spielen. Die meisten Vitalstoff-Produkte sind in Form von Kapseln oder Tabletten erhältlich. Zudem gibt es Granulate, die in Wasser oder Saft aufgelöst getrunken werden können. Solche flüssigen Formen können bei Personen, die ungern Tabletten oder Kapseln schlucken, oder die dazu aufgrund einer Erkrankung (z.B. Schluckstörungen) nicht in der Lage sind, die Vitalstoff-Versorgung erheblich erleichtern.

Tab. 12: Zusammensetzung von zwei ausgewählten Vitalstoff-Produkte; orthomolekulares Vitalstoff-Produkt aus der Apotheke (links) und ein Multivitamin- und Mineralstoffpräparat aus dem Supermarkt (rechts)

Angegebene Tagesdosierung entspricht	1 Beutel	1 Kapsel
		Durchschnittswerte
Vitamin A	2.500 I.E.*	
(Retinol-Äquivalent)	(0,75 mg)	0,75 mg
Vitamin C	530 mg	60 mg
Vitamin E	150 mg	10 mg
Vitamin B_1	25 mg	1,4 mg
Vitamin B_2	25 mg	1,6 mg
Vitamin B_6	25 mg	2 mg
Vitamin B_3 (Nicotinamid)	60 mg	18 mg
Vitamin B_{12}	6 µg	1 µg
Vitamin K	60 µg	-
Vitamin D_3	5 µg	5 µg
Folsäure	0,8 mg	0,2 mg
Pantothensäure	18 mg	6 mg
Biotin	225 µg	100 µg
Beta-Carotin (Provitamin A)	15 mg	-
Selen	50 µg	25 µg
Magnesium	100 mg	22,5 mg
Calcium	250 mg	62 mg
Eisen	8 mg	4 mg
Zink	10 mg	2 mg
Mangan	2 mg	0,3 mg
Kupfer	0,5 mg	0,3 mg
Chrom	30 µg	-
Molybdän	60 µg	25 µg
Jod	150 µg	100 µg
Fluorid	-	0,3 mg
Fischöl-Konzentrat	500 mg	-
davon essentielle Omega-3-Fettsäuren	0,17 g	-

I.E. = Internationale Einheiten

9.2. Künstliche und natürliche Vitamine

Wenn man Vitamin C mit der Nahrung aufnimmt, so hat dieses Vitamin C die gleiche chemische Struktur wie Vitamin C, welches als Tablette oder kristallines Pulver aus der Dose aufgenommen wird. Man kann daher nicht von künstlichem oder natürlichem Vitamin C sprechen, sondern höchstens von Vitamin C, das sich in seinem natürlichen Umfeld anderer Vitalstoffe in der Nahrung befindet oder von synthetisch hergestelltem Vitamin C. Ähnlich ist es bei vielen anderen Vitalstoffen.

Zwei Ausnahmen bilden allerdings Vitamin E und die Carotinoide. Vitamin E, wie es natürlicherweise in Lebensmitteln (z.B. Sonnenblumenöl) vorkommt, ist ein Gemisch aus 8 chemisch sehr nahe verwandten Verbindungen, die eine gemeinsame Grundstruktur besitzen und alle Vitamin E-Aktivität entfalten. Die verschiedenen natürlichen E-Vitamine werden in der chemischen Nomenklatur mit α-, β-, γ- und δ-Tocopherol sowie α-, β-, γ- und δ-Tocotrienol bezeichnet.

Die höchste biologische Aktivität von diesen 8 Verbindungen hat das α-Tocopherol, welches daher auch häufig mit dem Begriff Vitamin E gleichgesetzt wird. α-Tocopherol ist gleichzeitig die Verbindung, die in Vitalstoffprodukten enthalten ist. Dieses α-Tocopherol kommt in Vitalstoffprodukten entweder als das aus pflanzlichen Ölen extrahierte physiologische RRR-α-Tocopherol (=D-α-Tocopherol), das als natürliches Vitamin E bezeichnet wird, oder als das synthetisch hergestellte all-rac-α-Tocopherol (DL-α-Tocopherol) vor.

Beide unterscheiden sich insofern, als bei der Herstellung von synthetischem Vitamin E nicht nur das physiologische RRR-α-Tocopherol, sondern weitere Vitamin E-ähnliche Substanzen (Isomere) gebildet werden, die nicht in der Natur vorkommen, und beim Menschen keine Vitamin-Wirkung entfalten. In experimentellen Studien konnte nachgewiesen werden, dass physiologisches RRR-α-Tocopherol eine höhere biologische Aktivität besitzt als das synthetische all-rac-α-Tocopherol (Abb. 17, Seite 102).

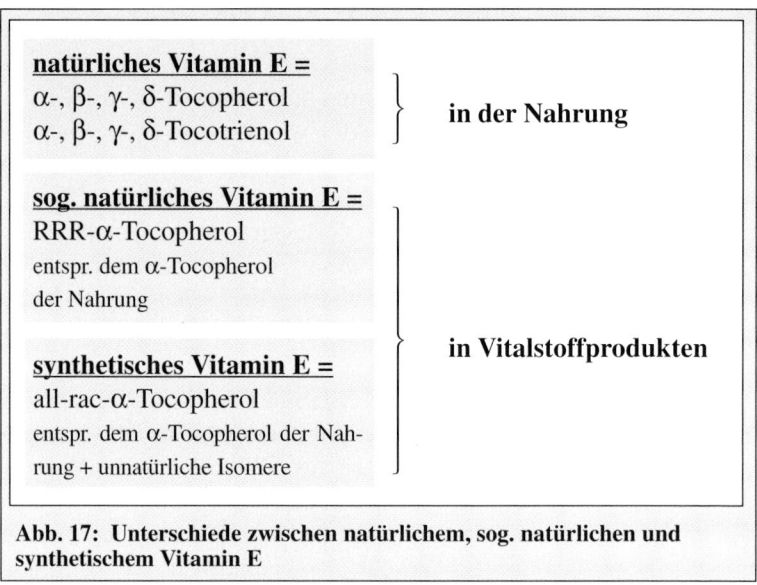

Abb. 17: Unterschiede zwischen natürlichem, sog. natürlichen und synthetischem Vitamin E

Untersuchungen am Menschen, die eine bessere Aufnahme und Retention von RRR-α-Tocopherol im Vergleich zu all-rac-α-Tocopherol im Blutplasma, in den roten Blutkörperchen und den Nervenzellen gezeigt haben, bestätigen diese Befunde.

Um die voneinander abweichende biologische Aktivität gleicher Mengen natürlichen und synthetischen α-Tocopherols zu kennzeichnen bzw. die verschiedenen Vitamin E-Formen in ihrer Wirksamkeit vergleichbar zu machen, wird das System der Internationalen Einheiten (I.E.) benutzt. Danach entspricht 1 mg RRR-α-Tocopherol 1,49 I.E. und 1 mg all-rac-α-Tocopherol 1,10 I.E.. Das bedeutet, dass von synthetischem Vitamin E mehr aufgenommen werden muss als vom physiologischen Vitamin E, um die gleiche Wirkung zu erzeugen.

Während sich also hinter sog. künstlichen und natürlichen Vitamin C die gleiche Strukturformel verbirgt, ist dies bei Vitamin E nicht der Fall. Dies darf allerdings nicht den Blick dafür verstellen, dass auch hier die Begriffe natürlich und synthetisch nicht den eigentlichen Sachverhalt wiedergeben, da auch die Gewinnung „natürlichen" RRR-α-Tocopherols zahlreiche künstliche Syntheseschritte beinhaltet. Zudem

Tab. 13: Durchschnittliche Bleigehalte verschiedener Calcium-Supplemente und Milch (nach Whiting, 1994)

µg Blei bezogen auf 500 mg Calcium

Milch	bis 1,0	Calciumlactat	1,0
Calciumcarbonat	0,6	Dolomit	2,6
Calciumcitrat	1,0	Muschelkalk	3,8
Calciumgluconat	1,0	Knochenmehl (Kalk)	7,1

umfasst - wie anfangs beschrieben - das natürliche Vitamin E, wie es in der Nahrung ursprünglich vorkommt, außer α-Tocopherol noch sieben weitere Verbindungen mit Vitamin E-Aktivität. Erst wenn diese alle in einem Produkt vorhanden sind, kann man im engen Sinn des Wortes von natürlichem Vitamin E sprechen (Abb. 17). Zur Zeit bestehen bereits vereinzelt Ansätze, auch diese vermutlich für die Gesundheit ebenfalls bedeutsamen Verbindungen in Vitalstoffprodukte einzubringen.

Auch bei den Carotinoiden tauchen die Begriffe natürlich und synthetisch auf. Carotinoide ist der Oberbegriff für ein Gemisch unterschiedlicher, in pflanzlichen Lebensmitteln vorkommender Farbstoffe mit ähnlichem chemischen Aufbau. Am bekanntesten ist das β-Carotin. Wenn in einem Produkt von natürlichem Carotin oder natürlichen gemischten Carotinoiden die Rede ist, so bedeutet dies, dass es nicht nur ein bestimmtes Carotinoid (meist handelt es sich dabei um β-Carotin), sondern weitere natürliche Carotinoide enthält. Hierzu zählen z.B. Lycopin, Lutein und Zeaxanthin, die bevorzugt in Gemüse enthalten sind.

Bei Mineralstoffen, wie z.B. dem Calcium, wird z.T. mit dem Begriff „natürlich" umgegangen, um Substanzen zu charakterisieren, die z.B. aus Muschelkalk, Knochenmehl oder Dolomit gewonnen werden. Solche Produkte können z.T. stark mit Schwermetallen verunreinigt sein. Sie sollten daher nur aufgenommen werden, wenn ihr Schwermetallgehalt bekannt ist (Tab. 13).

9.3. Wie sind die Zusatzstoffe zu beurteilen?

Vitalstoff-Produkte können eine Reihe von Zusatzstoffen enthalten, die ebenfalls auf der Packung angegeben sind. Es sind dies im wesentlichen die gleichen, wie sie auch in der Nahrungsmittel- und Pharmaindustrie verwendet werden. Hierzu zählen v.a. Farbstoffe, Gelatine, Hefe, verschiedene Zucker, Süßstoffe, Glycerin und Magnesiumstearat. Viele Zusatzstoffe werden europaweit mit sog. E-Nummern bezeichnet. Deshalb findet man auf der Packung von Lebensmitteln und Vitalstoff-Produkten Angaben wie z.B. E 140 oder E 320.

Für den Verbraucher klingt dies gefährlich und undurchsichtig, allerdings verbergen sich hinter den E-Nummern oft harmlose Substanzen, wie in diesen Beispielen der Pflanzenfarbstoff Chlorophyll (E 140) und Lezithin (E 320), eine fettartige Substanz, die natürlicherweise im Ei vorhanden ist. Manchmal sind es auch Vitamine selber, die in der Lebensmittelindustrie aufgrund ihrer färbenden Eigenschaften als Zusatzstoffe eingesetzt werden. So steht z.B. E 101 für Vitamin B_2 oder E 160 für Carotin. Daneben gibt es aber auch Zusatzstoffe, die als nicht ganz unbedenklich eingestuft werden, und deren Aufnahme von Personen mit bestimmten Erkrankungen oder Krankheitsdispositionen vermieden werden sollte. Zusatzstoffe lassen sich somit nicht generell als schädlich oder unbedenklich bewerten, sondern erfordern eine differenzierte Betrachtung.

♦ **Gelatine**

Gelatine ist ein tierischer Eiweißstoff, der durch Kochen mit Säure aus dem Bindegewebseiweiß Kollagen gewonnen wird. Gelatine wird in der Lebensmittelindustrie in vielfältigster Weise eingesetzt und ist in Produkten, wie Aspik, Pudding, Speiseeis, Kuchen und Kaugummi enthalten. In der Pharmazie ist Gelatine als Gelbildner, Bindemittel und zur Herstellung von Hart- und Weichkapseln unersetzlich. Schon seit vielen Jahren haben zahlreiche Medikamente eine Gelatinehülle. Sie schützt empfindliche Wirkstoffe vor äußeren Einflüssen, verhindert störende Geschmacks- und Geruchsempfindungen und ermöglicht eine unkomplizierte Einnahme. Die in Deutschland und im übrigen europäischen Ausland verwendete Speise- und Pharmagelatine ist nach übereinstimmender Meinung von Fachwissenschaftlern sowie nach offiziellen Bekanntmachungen des Bundesgesundheitsamtes (BGA), der Food and Drug Administration (FDA) und der Weltgesundheitsorganisation (WHO) in der Lebensmittel-, Pharma- und Kosmetikindustrie bedenkenlos einsetzbar, speziell hinsichtlich des BSE-Risikos. In Deutschland lag der Gelatine-Verbrauch für 1998 bei ca. 28.000 Tonnen. Ein Anteil von über 4.000 Tonnen entfällt hierbei auf die pharmazeutische Industrie. Aufgrund des breiten Anwendungsspektrums und immer neuen Technologien ist der Verbrauch stetig steigend.

♦ **Hefe**

Hefe findet v.a. in der Nahrungsergänzungsmittel-Branche als Mineralhefe Verwendung (z.B. Selen- oder Chromhefe). Im allgemeinen wird hierfür die gewöhnliche Bäckerhefe (Saccharomyces cerevisiae) eingesetzt. Hierbei ist das Mineral an inaktivierte, getrocknete Hefezellen organisch gebunden. Mineralhefen fördern nicht, wie häufig angenommen wird, das Wachstum von Candida-Pilzen im Darm. Allerdings können sich bei Allergien gegen Candida gleichzeitig Allergien gegen andere Hefen entwickeln (sog. Kreuzallergien) und allergische Symptome auslösen. Hiervon betroffene Patienten sollten hefehaltige Vitalstoff-Produkte, aber z.B. auch hefehaltiges Brot oder alkoholische Getränke, weglassen bzw. Rücksprache mit ihrem Allergologen bezüglich einer Aufnahme halten.

♦ **Farbstoffe**

In der Pharma- und Nahrungsergänzungsmittelindustrie werden Farbstoffe zur besseren Unterscheidung der Produkte verwendet. Dies unterstützt die Sicherheit vor Verwechslung und grenzt optisch von weiteren Produkten ab. Weit verbreitet und gesundheitlich unbedenklich sind z.B. Chlorophyll (Pflanzenfarbstoff), Beta-Carotin (Provitamin A), Zuckerkulör sowie Mineralien, wie Titandioxid oder Eisenoxide. Hingegen können sogenannte Azo-Farbstoffe, wie z.B. Tartrazin-Gelb, allergische Reaktionen verursachen. Patienten mit entsprechenden Allergien dürfen diese Farbstoffe nicht zu sich nehmen.

♦ **Zucker**

Unter dem Begriff Zucker fasst man üblicherweise die große Gruppe der Saccharide zusammen. In den gemäß Lebensmittel- und Arzneimittelgesetz zugelassenen Mengen gelten Zucker als unbedenklich. Beispiele für Monosaccharide sind Glucose/Dextrose (Traubenzucker), für Disaccharide Saccharose (Rohr- und Rübenzucker) und Lactose (Milchzucker) sowie für Polysaccharide Stärke oder Glykogen. Die verschiedenen Saccharide und deren Derivate finden ihren Einsatz primär als Süßungsmittel, Verdickungs- und Bindemittel (sog. Hydrokolloide), Stabilisatoren, Konservierungsmittel, Trägerstoffe für flüssige Substanzen oder als Füllstoffe. Patienten, die an Lactoseintoleranz (Milchzuckerunverträglichkeit) leiden, sollten darauf achten, dass sie ein Vitalstoff-Produkt ohne Milchzucker wählen. Für Diabetiker ist es wichtig, dass die Anzahl der Broteinheiten (BE) auf der Packung vermerkt ist, damit der Zuckeranteil des Produkts bei der Erstellung des Diätplans berücksichtigt werden kann.

♦ **Süßstoffe**

Süßstoffe sind Süßungsmittel, die eine höhere Süßkraft haben als Zucker, aber keinen kalorischen Wert besitzen und daher in Nahrungsmitteln v.a. aus diätetischen Gründen (Light-Produkte, Diabetiker-Nahrungsmittel) enthalten sind. Bei der Produktion von Pharmazeutika und Nahrungsergänzungen werden Süßstoffe vornehmlich eingesetzt, um den Geschmack der Produkte zu verbessern. Nach der Zusatzstoff-Zulassungsverordnung sind in Deutschland die Süßstoffe Saccharin, Cyclamat, Aspartam, Acesulfam K, Thaumatin und Neohesperidin zugelassen. Während es sich bei Saccharin, Cyclamat, Aspartam und Acesulfam K um synthetische Süßstoffe handelt, sind Thaumatin und Neohesperidin pflanzlicher Herkunft. Für die einzelnen Süßstoffe und Süßstoff-Kombinationen sind zulässige Höchstmengen erlassen worden. Wenngleich in verschiedenen tierexperimentellen Untersuchungen für einige synthetische Süßstoffe Nebenwirkungen beschrieben worden sind, werden sie innerhalb dieser Vorgaben nach allgemeiner wissenschaftlicher Meinung als unbedenklich eingestuft. Patienten, die an Phenylketonurie, einer erblich bedingten Stoffwechselerkrankung mit gestörtem Abbau von Phenylalanin, leiden, dürfen keine Produkte mit Aspartam aufnehmen, da bei der Verstoffwechselung dieses Süßstoffs Phenylalanin freigesetzt wird.

♦ **Glycerin**

Glycerin ist eine farb- und geruchlose, süß schmeckende Flüssigkeit. Die Verbindung ist sowohl in freier Form als auch an andere Substanzen gebunden in biologischen Systemen weit verbreitet. So ist Glycerin neben den Fettsäuren der andere wichtige Bestandteil von Nahrungs- und Körperfetten. Darüber hinaus kommt Glycerin zu 6 bis 10 g/l im Wein vor, dem es seinen abgerundeten Geschmack verleiht. Glycerin wird ferner zur Herstellung von Salben und Kosmetika eingesetzt. Bei Nahrungsergänzungen dient es als Feuchthaltemittel, damit Kapselumhüllungen nicht austrocknen und spröde werden.

♦ **Magnesiumstearat**

Magnesiumstearat ist das Salz der Stearinsäure, einer langkettigen Fettsäure, die verestert mit Glycerin als normaler Bestandteil tierischer und pflanzlicher Fette in der Natur vorkommt. Auf der Verpackung von Vitalstoff-Produkten findet man daher auch anstelle von Magnesiumstearat mitunter die Bezeichnung „Salze pflanzlicher Fettsäuren". Stearate dienen - ebenso wie Bienenwachs - bei der Herstellung von Lebensmitteln und Nahrungsergänzungen, aber auch in der Pharmaindustrie, als sog. Trennmittel.

9.4. Was ist bei der Einnahme zu beachten ?

Vitalstoffe sind Bestandteile der Nahrung. Komplexe Vitalstoff-Produkte zur Ergänzung der täglichen Nahrung werden daher am besten zu einer Mahlzeit eingenommen. Dabei sollte die Einnahme aber nicht gleichzeitig mit Kaffee oder Tee erfolgen, da diese Getränke die Resorption von Eisen im Darm hemmen.

Darüber hinaus wird immer wieder diskutiert, inwieweit der Nahrungsinhaltsstoff Phytinsäure die Resorption von Vitalstoffen hemmt. Phytinsäure kommt vorwiegend in den Schalen und der Aleuron-

Schicht von Getreide sowie der Außenschicht von Reis und in Haferkeimen, also v.a. in Vollkornprodukten, vor. Sie bildet mit Mineralien wie z.B. Zink, Eisen, Calcium und Kupfer schwerlösliche Komplexe, die nur schlecht vom Darm aufgenommen werden. Normalerweise sollte die Phytinsäure bei der Sauerteigführung durch mehleigene Enzyme, sog. Phytasen, in größerem Umfang abgebaut werden. Dies gilt allerdings nur für den Natur-Sauerteig, für dessen Herstellung 20 Stunden benötigt werden, und nicht für den zunehmend verwendeten Kunst-Sauerteig. Dieser ist bereits nach 3 Stunden fertig, eine Zeit, in der eine ausreichende Inaktivierung der Phytinsäure nicht gewährleistet ist.

Um die Mineralstoff- und Spurenelement-Resorption bei Vollkornbrot, das aufgrund seiner Herstellung mit Kunst-Sauerteig noch Phytinsäure enthält, zu verbessern, sollten gleichzeitig Milchprodukte, wie z.B. Quark oder Käse, verzehrt werden. Der positive Effekt dieser eiweißreichen Lebensmittel beruht darauf, dass sich die Mineralstoffe und Spurenelemente im Darm eher mit den Aminosäuren der Milchprodukte als mit der Phytinsäure verbinden und in Form dieser Aminosäure-Verbindungen gut resorbiert werden können.

Mehr als bei Vollkornbrot aus Kunst-Sauerteig ist allerdings bei übermäßiger Aufnahme von isolierten Ballaststoffprodukten, wie z.B. Weizenkleie, aufgrund des erhöhten Phytinsäuregehaltes mit einer verminderten Vitalstoff-Resorption zu rechnen. Weizenkleie sollte daher nicht gemeinsam mit einem Vitalstoff-Produkt zugeführt werden.

Dies gilt in ähnlicher Weise für die Alginate. Alginate sind schwerverdauliche langkettige Kohlenhydrate, die als konsistenzgebende bzw. -verbessernde Zusatzstoffe in Lebensmitteln (Marmelade, Mayonnaise, Schokolade, Süßigkeiten etc.) sowie als Bestandteile niederkalorischer Fertigdiäten weit verbreitet sind. Sie sind, wie die Phytinsäure des Getreides, in der Lage, Vitalstoffe (z.B. Zink, Eisen) zu binden und durch Bildung schwerlöslicher Komplexe die Resorption im Verdauungstrakt einzuschränken.

Darüber hinaus sollte eine Mahlzeit, zu der komplexe Vitalstoff-Produkte eingenommen werden, eine gewisse Menge Fett enthalten (z.B.

Salat mit Öl), da die Resorption der fettlöslichen Vitamine A, D, E, K und der Carotinoide gemeinsam mit Fett erfolgt. Beim Vorgang der Fettresorption werden im Dünndarm zunächst von den Gallensäuren kleine Kügelchen, sog. Micellen, gebildet, die sowohl die verdauten Fettbruchstücke als auch die fettlöslichen Vitamine und die Carotinoide in sich aufnehmen. In dieser Form können dann die Fette und fettlöslichen Vitalstoffe zusammen vom Darm aufgenommen werden.

Bei Vitalstoffen, die aufgrund einer bestehenden Erkrankung oder speziellen Mangelsituationen einzeln in höherer Dosierung eingesetzt werden, kann im Gegensatz zu den komplexen Vitalstoff-Produkten u.U. eine Einnahme vor oder nach den Mahlzeiten vorteilhaft oder notwendig sein, um eine möglichst vollständige Resorption im Darm und optimale Wirkung im Körper zu erzielen. Ob es wichtig ist, einen bestimmten Vitalstoff außerhalb der Mahlzeiten anzuwenden, ist in vielen Fällen der dem Produkt beiliegenden Gebrauchsinformation zu entnehmen. Enthält diese hierzu keine näheren Angaben, so sollte der Behandler befragt werden.

10. Weiterführende Literatur
(Auswahl)

Bayer, W. u. K. Schmidt: Vitamine in Prävention und Therapie; Hippokrates Verlag, Stuttgart 1991

Biesalski, H.K. et al. (Hrsg.): Vitamine. Physiologie, Pathophysiologie, Therapie: Georg Thieme Verlag, Stuttgart - New York 1997

Burgerstein, L. (neu bearbeitet und erweitert von Zimmermann, M., H. Schurgast, U. Burgerstein): Burgersteins Handbuch Nährstoffe. Prävention und Therapie; 8. Aufl., Karl F. Haug Verlag, Heidelberg 1997

Dietl, H. u. G. Ohlenschläger: Handbuch der Orthomolekularen Medizin. Prävention und Therapie durch körpereigene Substanzen; Karl F. Haug Verlag, Heidelberg 1994

Fuchs, N.: Mit Nährstoffen heilen. Eine Einführung in die komplexe Orthomolekulare Nährstoff-Therapie; Ralf Reglin Verlag, Köln 1999

Kunze, K. und S. Krämer: Vitalstoffe gegen Krebs. Was leisten Antioxidantien - Vitamine, Mineralstoffe, Spurenelemente ?; Ralf Reglin Verlag, Köln 1998

Ohlenschläger, G.: Freie Radikale, Oxidativer Streß und Antioxidantien. Krankheitsverursachende, präventive und reparative Prozesse in lebenden Systemen; Ralf Reglin Verlag, Köln 1995

Pauling, L.: Das Vitamin Programm. Topfit bis ins hohe Alter; 3. Aufl., Goldmann Verlag, München 1992

Reglin, F.: Bausteine des Lebens. Aminosäuren als Nährstoffe und Heilmittel; Ralf Reglin Verlag, Köln 1999

Zeitschrift:
Journal für Orthomolekulare Medizin
Ralf Reglin Verlag, Silkestr. 3, 50999 Köln, Tel. 02236-963903

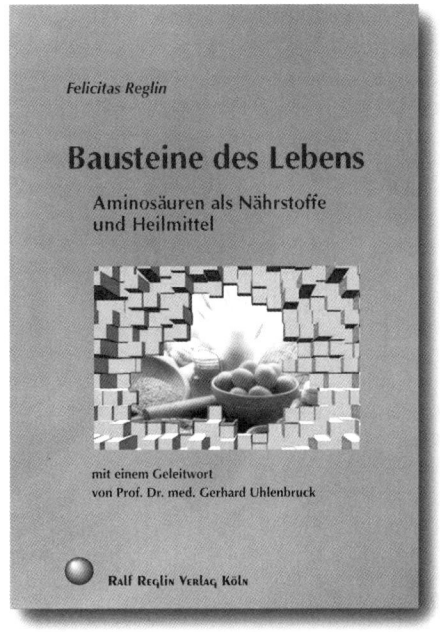

Felicitas Reglin

Bausteine des Lebens

Aminosäuren als Nährstoffe und Heilmittel

250 Seiten, kart.
46 Abb, z.T. farbig, 23 Tab.

DM 38,-

ISBN 3-930620-22-7

Aminosäuren sind die Bausteine aller körpereigenen Eiweiße. Unabhängig davon besitzen sie eine Vielzahl unterschiedlichster physiologischer Funktionen sowie pharmakologische Wirkungen, die sich zur Vorbeugung und Behandlung zahlreicher Erkrankungen, so z.B. des Nerven-, Immun-, Herz-Kreislauf- und Verdauungssystems, nutzen lassen. Dieses prophylaktische und therapeutische Potential wird in der Praxis heute längst noch nicht voll ausgeschöpft, obwohl mittlerweile eine Vielzahl von experimentellen und klinischen Studien die gute Wirksamkeit von Aminosäuren belegen und damit die Grundlage für ihren breiten Einsatz liefern.

Das vorliegende Buch gibt - erstmals in deutscher Sprache - einen Überblick über ältere und neue Ergebnisse der Aminosäuren-Forschung und die interessanten Möglichkeiten, die sich hieraus für die Anwendung von Aminosäuren als Nährstoffe und Heilmittel ableiten.

Ralf Reglin Verlag • Silkestr. 3 • 50999 Köln - Weiss
Tel.: 02236 - 963903 • Fax: 963904 • e-mail: rreglin@aol.com

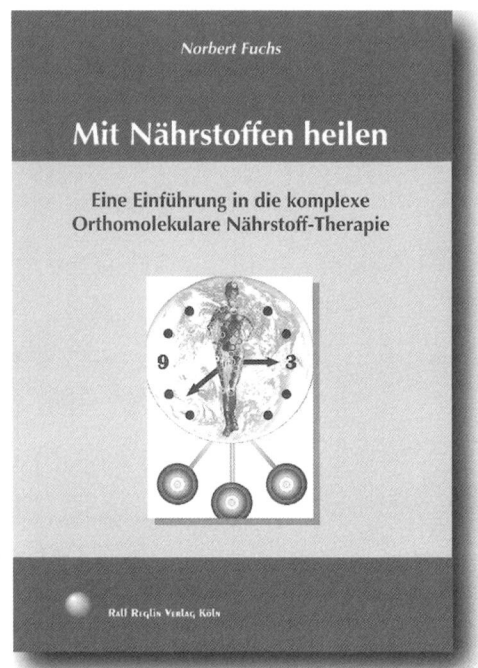

Norbert Fuchs

Mit Nährstoffen heilen

Eine Einführung in die komplexe Orthomolekulare Nährstoff-Therapie

400 Seiten, kart.,
32 Abb, z.T. farbig,
12 Tab.
DM 48,-
ISBN 3-930620-21-9

Gesund sein bedeutet mehr als nur nicht krank zu sein. Die Statistiken über eine laufend steigende Lebenserwartung lassen häufig vergessen, daß gleichzeitig immer stärker wachsende Bevölkerungsteile an zivilisatorisch bedingten Erkrankungen leiden. Rheuma, Krebs, Herz/Kreislauferkrankungen, Hauterkrankungen, Allergien und immunologische Erkrankungen werden als Preis für die steigende Lebenserwartung hingenommen. Zu Unrecht, wie das Buch schlüssig aufzeigt.

Es ist der Stoffwechsel, präziser der Nährstoff-Wechsel, der darüber entscheidet, ob wir gesund oder krank werden, gesund oder krank bleiben. Wenn der Body-Builder seine Muskelmasse durch Proteine aufbauen kann, das junge Mädchen seine roten Blutkörperchen durch Eisensalze vermehren kann, warum sollten wir dann nicht auch z.B. den Herzmuskel, das Nervengewebe, die Leber etc. gezielt mit Nährstoffen „füttern" können?

Ralf Reglin Verlag • Silkestr. 3 • 50999 Köln - Weiss
Tel.: 02236 - 963903 • Fax: 963904 • e-mail: rreglin@aol.com

Firmenprofil von DeltaStar Nutrients bv

Wir von der Firma *DeltaStar Nutrients bv* sind eine GmbH mit Sitz Venlo in den Niederlanden. Wir sind auf den Vertrieb von Vitalstoffen spezialisiert Das sind funktionelle Nahrungsergänzungen wie z.B. Vitamine, Mineralstoffe, Enzyme, Aminosäuren und Kräuter Diese Vitalstoffe werden vor allem in der orthomolekularen und Phyto-Medizin eingesetzt, wenn es um die Gesunderhaltung, Vorbeugung, Leistungs-Optimierung und Heilung von Krankheiten geht.

Zu diesem Zweck importiert *DeltaStar Nutrients bv* exklusiv für Sie die Produkte von *Nature's Plus* aus den USA für die Niederlande, Deutschland und Österreich.

Nature's Plus in New York ist Hersteller einer umfassenden Linie von natürlichen Nahrungsergänzungen in den USA. Dort werden die Produkte ausschließlich über sogenannte Health Food Stores (deutsch Gesundheitsläden) vertrieben.

Nature's Plus ist Marktführer in den USA. Die Firma führte vor 25 Jahren die hochdosierten Vitamin- und Mineralstoff-Präparate ein, später die ersten Produkte mit Langzeitwirkung und in den letzten Jahren die standardisierten Kräuterextrakte, und auch die wiederum mit Langzeitwirkung. Dazu kommen viele innovative Einzelprodukte.

Der Name *Nature's* Plus steht für garantierte Herstellungsqualität. Das heißt: Die Produkte zeichnen sich durch garantierte Dosierungen (engl. guaranteed potency), garantierte Reinheit (engl. guaranteed purity), garantierte Qualität der Inhaltsstoffe (engl. guaranteed quality of ingredients) und garantierte Bioverfügbarkeit (engl. guaranteed bioavailability) aus. Als einziger Hersteller garantiert *Nature's Plus* die Qualität seiner Produkte durch Zertifikate unabhängiger amtlicher Laboratorien.

Nature's Plus wurde von der UNESCO mit dem „Preis für die internationale Förderung von Wohlbefinden und Gesundheit" ausgezeichnet für die Forschungsarbeit auf dem Gebiet der Nahrungsergänzungen.

Nature's Plus und selbstverständlich auch wir bei *DeltaStar* fühlen sich verpflichtet, Ihnen durch ein umfassendes, aktuelles Informations- und Service-Angebot intelligente Produktentscheidungen zu ermöglichen.

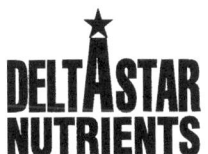

Sie erreichen uns über:
DeltaStar Nutrients bv
Tel   (+31)-77-396.91.61
Fax   (+31)-77-396.97.68
E-mail info@deltastar.nl
Internet www.deltastar.nl

Nature's Plus®

Einziger Hersteller von Nahrungsergänzungen in Amerika mit Qualitätsgarantien von unabhängigen Laboratorien

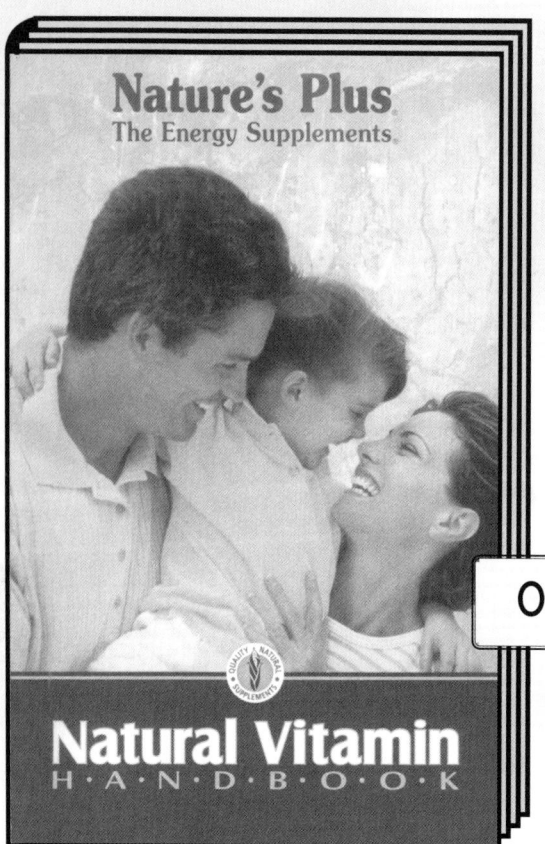

Vitamine

Mineralstoffe

Enzyme

Aminosäuren

Kräuter

Original U.S.A.-Katalog

+ Deutscher Katalogauszug

+ Preisliste in DM

+ Schnellservice aus U.S.A.

kostenlose Unterlagen bei:

DeltaStar • Magalhaesweg 8-b • NL-5928 LN Venlo

☎ (+31)-77- 396 9161 • Fax (+31)-77- 396 9768